Ritmo y Tacto

Si este libro le ha interesado y desea que lo mantengamos informado de nuestras publicaciones, escríbanos indicándonos cuáles son los temas de su interés (Autoayuda, Espiritualidad, Qigong, Naturismo, Enigmas, Terapias Energéticas, Psicología práctica, Tradición...) y gustosamente lo complaceremos.

Puede contactar con nosotros en
comunicación@editorialsirio.com

Título original: RHYTHM AND TOUCH
Traducido del inglés por Editorial Sirio
Diseño de portada: Editorial Sirio, S.A.

© de la edición original
  Anthony P. Arnold

© de la presente edición

EDITORIAL SIRIO, S.A.	EDITORIAL SIRIO	ED. SIRIO ARGENTINA
C/ Rosa de los Vientos, 64	Nirvana Libros S.A. de C.V.	C/ Paracas 59
Pol. Ind. El Viso	Camino a Minas, 501	1275- Capital Federal
29006-Málaga	Bodega nº 8,	Buenos Aires
España	Col. Lomas de Becerra	(Argentina)
	Del.: Alvaro Obregón	
	México D.F., 01280	

www.editorialsirio.com
E-Mail: sirio@editorialsirio.com

I.S.B.N.: 978-84-7808-778-5
Depósito Legal: B-4.214-2012

Impreso en los talleres gráficos de Romanya/Valls
Verdaguer 1, 08786-Capellades (Barcelona)

Printed in Spain

Dr. Anthony P. Arnold

Ritmo y Tacto

Principios básicos de la
Terapia Craneosacral

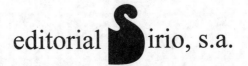

editorial Sirio, s.a.

A mi esposa, Gayan Sylvie Winter

Agradecimientos

Gracias a Bhadrena Tschumi: mi primer curso de terapia craneo-sacral fue una revelación. Otros profesores y mentores se unieron a ella, inspirándome y orientándome en mis primeros años de exploración de esta terapia. Entre ellos, destacan Charles Gilliam, Dick Mac-Donald y Judith Sullivan. Otros colegas y amigos del Centro para las Disfunciones Cerebrales y Medulares Upledger, y de nuestro centro de formación avanzada, me ayudaron en mi viaje para pasar de la psicoterapia a la terapia orientada al cuerpo.

Enseñar terapia craneosacral ha sido una de las mejores experiencias de aprendizaje de mi vida. Gracias a Daniel Agustoni por los primeros años en los talleres Sphinx, en Basilea, Suiza. Bendiciones y muchas gracias a Karin Duttke, Ursula Spescha, Burkhard Behm, Elfi Schaller, Theresa Dätwyler y Gudrun Schmidt por todos esos años de apoyo, colaboración y amistad, mientras profundizábamos en nuestro aprendizaje como terapeutas, profesores y estudiantes.

Escribí la edición original de este libro alentado por mi esposa, Gayan, y su agente y colaborador, Wulfing von Rohr. Gracias a ambos y a Goldmann/Bertelsmann Publishing por ese comienzo. El interés de algunas escuelas y profesores ha mantenido viva la edición del manuscrito en inglés.

Después de años de aprendizaje con pacientes, estudiantes y colegas de profesión, he podido revisar y añadir algunas cosas a las ediciones previas. Mi agradecimiento al personal de North Atlantic Books por insuflar nueva vida a este libro.

Prefacio

Escribí *Ritmo y tacto* a principios de la década de los noventa, como una guía introductoria a la terapia craneosacral. Mi objetivo era presentar en un lenguaje claro los principios fundamentales de este profundo y efectivo método de sanación. Aunque en un inicio se publicó en alemán, pronto estuvo disponible en inglés e italiano. Aquel texto original fue bien recibido por estudiantes, profesores y profesionales experimentados. Ofrecía, en un lenguaje coloquial, una guía coherente y sistemática de los principios básicos de la terapia craneosacral.

En los siguientes años, desarrollé un segundo texto que englobaba material para un segundo curso. Finalmente, combiné ambos trabajos en un único volumen.

Las dos partes en que se divide este libro presentan el material para un primer y segundo curso de terapia craneosacral. En cada parte, la actitud, la sensibilidad y la responsabilidad del terapeuta se presentan como aspectos tremendamente importantes en la interacción curativa.

La primera parte constituye el trabajo preliminar. Sus extensas descripciones y ejercicios ofrecen un acercamiento al cuerpo y la cabeza, lo cual proporciona una base integral para el comienzo de la práctica. El protocolo de tratamiento completo puede ser muy útil para el alivio del dolor crónico y las restricciones de movimiento. Además, estos pasos constituyen los cimientos del aprendizaje. A través de la repetición, el profesional que está empezando desarrolla sensibilidad en el tacto y una creciente apreciación del poder del contacto suave y respetuoso expresado a través de la terapia craneosacral. En el Apéndice I se incluye un práctico resumen del protocolo de tratamiento.

Antes de comenzar la segunda parte, se da por sentado que el estudiante ha realizado el trabajo preliminar de la primera y posee ya algunos meses de experiencia, durante los cuales habrá profundizado y suavizado su manera de tocar. La segunda parte ahonda en la relación que existe entre los huesos de la base craneal y presenta una información detallada sobre las posibles restricciones y tratamientos tradicionales para liberar esa zona. Además, describe la interacción entre los huesos de la boca y el rostro. Estos constituyen importantes extensiones de la bóveda craneal. La liberación en esta zona, a menudo, alivia la rigidez y la incomodidad que pueden acumularse en nosotros al enfrentarnos a la vida diaria. De modo igualmente importante, la segunda parte anima a una apreciación y a un respeto más profundos de la calidad del tacto y de la capacidad curativa del individuo.

Introducción

Casi a principios del siglo XX, un joven médico osteópata de la región central de Estados Unidos, William G. Sutherland, se sintió fascinado por la estructura y funcionalidad de los huesos del cráneo. En concreto, tenía curiosidad por la utilidad de las suturas, o costuras, entre los huesos. A pesar de la tradición médica anglosajona, que veía los huesos como una estructura rígida, postuló que el suave tejido conectivo de la sutura permitía el movimiento y el ajuste entre los huesos craneales.

Inicialmente experimentó consigo mismo, y construyó un instrumento para aplicar presión en zonas concretas de su cráneo. Minuciosamente, registró sus observaciones sobre los síntomas físicos que experimentaba. Mientras tanto, su esposa llevó un diario del impacto psicológico de sus experimentos.

A veces, sus reacciones eran preocupantes y la recuperación se demoraba más de lo esperado. Sin embargo, Sutherland dejó claramente establecido que el cráneo es lo suficientemente flexible como para reaccionar claramente a las distintas presiones externas.

Con el tiempo, descubrió que podía sentir, o palpar, un sutil movimiento rítmico entre los huesos craneales y a lo largo de la espina dorsal hasta su término en el sacro. Este movimiento tenía lugar independientemente de los producidos por el corazón y los pulmones.

Trabajando consigo mismo y con sus pacientes, el doctor Sutherland halló patrones uniformes de ritmo, así como desviaciones concretas del ritmo normal. Descubrió que podía ayudar a aliviar estas desviaciones aplicando presiones externas en asociación con los movimientos naturales de los huesos craneales.

De este modo, fundó la osteopatía craneal, una tradición terapéutica que ha persistido hasta la actualidad, aunque solo algunos de sus compañeros osteópatas aceptaron la aplicación terapéutica de su trabajo. En general, la enseñanza médica y anatómica norteamericana continuó afirmando que las suturas entre los huesos craneales se calcificaban y se volvían rígidas con el desarrollo normal del individuo. Además, la paciencia necesaria para percibir los sutiles movimientos craneales parecía ser mayor de la que podían desarrollar los atareados estudiantes e investigadores médicos. Durante gran parte del siglo xx, poco se hizo para continuar la investigación de Sutherland, y relativamente poca gente se benefició de sus descubrimientos. De hecho, en la actualidad se ha perdido gran parte del contacto físico entre el facultativo y el paciente. Las prácticas médicas modernas confían cada vez más en la instrumentación técnica y en costosos fármacos.

UPLEDGER

En la década de los setenta, otro médico osteópata, John E. Upledger, comenzó a interesarse por el ritmo craneal. La medicina osteopática americana enseñaba, junto a un currículo médico completo, una selección de técnicas de manipulación para corregir anormalidades somáticas que subyacen al proceso de una enfermedad o lo potencian. Mientras estudiaba en la misma escuela a la que asistió el doctor Sutherland, el doctor Upledger y sus compañeros aprendieron técnicas de manipulación craneal. Sin embargo, la mayoría las rechazaban por considerarlas poco relevantes.

Muchos años más tarde, cuando ejercía la medicina en Florida, el doctor Upledger asistió a un neurólogo en la operación de uno de sus pacientes. Contó que se había sorprendido al notar un movimiento inesperado en el tejido que protegía la espina dorsal. Esa experiencia le condujo a un nuevo estudio de la osteopatía craneal. Con renovado interés, continuó el trabajo de Sutherland y sus seguidores en la Academia Craneal.

Más tarde, un puesto en la Universidad Estatal de Michigan le proporcionó un estímulo adicional. Allí se benefició del interés, de las preguntas, e incluso del escepticismo de sus colegas. Un biofísico israelí puso en duda la idea del doctor Upledger de que existiera un intercambio de energía entre el paciente y el terapeuta. No obstante, el cuidadoso trabajo del biofísico reveló la existencia de evidentes y, finalmente, predecibles corrientes eléctricas asociadas a la evaluación, el tratamiento y la resolución de los síntomas fisiológicos. Sus mediciones y su continuo cuestionamiento le ayudaron a clarificar y a expresar conscientemente sus intuitivos procedimientos de tratamiento.

Cuando el doctor Upledger comenzó a trabajar con niños autistas en una institución, reclutó a estudiantes y voluntarios para que le ayudaran. Compartió con ellos las prácticas craneosacrales básicas, se benefició de las observaciones de sus ayudantes y experimentó con la colaboración de muchas manos en un único tratamiento. Hasta entonces, el trabajo craneal había sido considerado un bastión de la profesión médica. Sin embargo, el doctor Upledger descubrió que muchos de sus aspectos podían ser aprendidos por voluntarios pacientes y sensibles. De este modo, estas técnicas comenzaron a ponerse a disposición de un abanico más amplio de profesionales de la salud y familiares de pacientes.

En los años siguientes, aparecieron muchos otros que tuvieron la habilidad y el interés necesarios para llevar a cabo esta terapia. De este modo, entregados profesionales de todo el mundo continuaron con las enseñanzas iniciadas por John Upledger y su equipo.

Actualmente, la terapia craneosacral es estudiada y practicada por terapeutas, masajistas, dentistas, fisioterapeutas y médicos. Tanto el estudio como la práctica de esta terapia se han visto enormemente enriquecidos por las cualidades desarrolladas por esta amplia variedad de practicantes.

Aunque la terapia craneosacral se originó en Estados Unidos, en la actualidad se enseña y se practica en toda Norteamérica y Europa. También ha encontrado su lugar en Japón, India, Australia y muchos otros países.

¿QUÉ ES LA TERAPIA CRANEOSACRAL?

El término «craneosacral» se refiere a la terapia en la que el profesional se concentra en la columna vertebral, en los huesos de la cabeza o el cráneo, y en la amplia estructura final de la columna, el sacro. Como herramienta de evaluación y supervisión, esta práctica presta una atención especial al ritmo craneosacral, y realiza una ligera expansión y contracción de los huesos de la cabeza y una rotación del esqueleto alrededor de un eje central a cada lado del cuerpo.

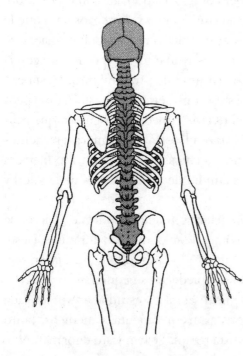

Ilustración 1. La columna central: sacro, espina dorsal y cráneo.
En el interior del esqueleto humano, el sacro, la espina dorsal y el cráneo forman una columna central flexible. Toda ella responde al ritmo craneosacral, y transmite su ritmo al resto de los huesos y tejidos del cuerpo.

Este movimiento uniforme es generado, aparentemente, por los cambios de presión en la cabeza y la columna vertebral durante la producción y absorción del fluido cerebroespinal. El ritmo craneosacral puede palparse en el cuerpo humano a una velocidad de entre cuatro y doce ciclos por minuto. Esto nos ofrece un útil indicio sobre la condición del tejido suave y las articulaciones del cuerpo, y compone un diagrama de los patrones de dolor e incomodidad.

No obstante, este importante indicador de equilibrio y desequilibrio interior apenas es utilizado, o reconocido, por los profesionales médicos modernos. Como he mencionado anteriormente, debido a la sutilidad del ritmo craneosacral, la dificultad para percibirlo constituye uno de los principales obstáculos para acceder a las amplias esferas que se abren a través de la práctica craneosacral. La paciencia y cierto grado de armonía interior son las claves más poderosas para que el estudiante pueda llegar a ellas.

Otro elemento importante en esta práctica es la fascia. Cada parte del cuerpo está revestida de una red de tejido conectivo fibroso. Este varía, y puede presentar la forma de una especie de telaraña muy delgada o de muchas capas de membranas especializadas. La más obvia de ellas es la membrana cutánea, nuestra piel. Cuando se encuentran en el interior, estas variadas membranas protectoras reciben el nombre de fascias.

Un maravilloso aspecto de las fascias de nuestro organismo, o del tejido conectivo, es que forman una red interconectada y continua. De este modo, por ejemplo, la que rodea al corazón está conectada, sin discontinuidad, con la que rodea a los pulmones, las arterias, las costillas y los músculos cercanos, e indirectamente, con el resto de los órganos del cuerpo.

La materia nerviosa del cerebro y de la médula espinal está cubierta, en toda su superficie, por una fascia especializada, que se extiende al interior de los nervios y ayuda a modular las características eléctricas de estos.

Más importante para nuestro interés es el revestimiento interior del cráneo y de la columna vertebral, especialmente la duramadre. Este denso y fibroso tejido conectivo cubre la bóveda craneal, los huesos que rodean al cerebro y el canal nervioso del interior de la columna vertebral. Esta cubierta continua forma la cámara en la que el fluido cerebroespinal circula alrededor del cerebro y la médula espinal, desde la cabeza hasta el final de la columna.

Juntos, la duramadre y el fluido cerebroespinal proporcionan un entorno protector y aislante para las importantes funciones del cerebro y la médula espinal.

Sin embargo, esta membrana protectora es vulnerable. Como cualquier cubierta protectora, puede comenzar a acumular evidencias de estrés. Del mismo modo que una tienda de campaña puede mostrar arrugas y hundimientos mientras protege a sus ocupantes, es posible que la duramadre, o cualquier fascia, muestre patrones de presión y poca flexibilidad.

En el interior del cuerpo humano, parece que esos patrones de tensión y constricción en los músculos y el tejido conectivo fibroso son el resultado de una incorrecta disposición de los huesos. La tensión y la rigidez prolongada de la fascia o los músculos crean una ligera pero constante presión en los huesos, restringiendo sus movimientos e incluso modificando su correcta alineación. Esto se experimenta como un dolor recurrente, propensión a sufrir lesiones en el mismo lugar y resistencia a una sencilla manipulación durante un tratamiento. Si un profesional cualificado realinea los huesos, el alivio podría ser solo temporal, debido a que los tejidos conectivos están transmitiendo a los huesos un conjunto de fuerzas que, gradualmente, volverán a desalinearlos de nuevo. La práctica craneosacral se dirige en especial al tejido conectivo. De esa forma, alivia el estrés interno y permite que el sistema al completo redescubra una alineación más armoniosa.

En la cabeza, tratamos la duramadre mediante un tacto ligero sobre los huesos craneales. En el tronco, las manos se aplican sobre varias regiones cruciales llamadas *diafragmas*, zonas del cuerpo en las que predominan los músculos transversales y el tejido conectivo. Un ejemplo obvio es el diafragma respiratorio, que conecta las costillas inferiores. Otros diafragmas están ubicados en la base de la pelvis, sobre los hombros, y en el punto donde se unen la cabeza y el cuello.

La práctica craneosacral exige una cuidadosa atención a las manifestaciones rítmicas y energéticas del organismo. Se realiza un suave contacto, en armonía con las indicaciones recibidas del cuerpo, con los huesos craneales y los diafragmas. Esta terapia tuvo su origen en la tradición de las manipulaciones físicas. Y, en algunas escuelas, aún se aplican fuertes presiones para realizar este trabajo. Sin embargo, el cuerpo a menudo se resiste a una fuerte presión, y, por el contrario, responde con rapidez a un toque suave. Esencialmente, se trata de una terapia muy sencilla, una forma de «imposición de manos», basada en muchos años de sofisticada observación y experimentación, así como en una profunda atención y respeto a todos los procesos corporales.

En la práctica craneosacral, el ritmo indica simetría; los huesos sirven de bases de apoyo para las manos del terapeuta, y los músculos y tejidos conectivos se relajan cuando la armonía física vuelve.

BENEFICIOS

La popularidad de la terapia craneosacral se debe a su sorprendente versatilidad y eficacia en el tratamiento del dolor y las lesiones. Las articulaciones que han resultado dañadas por alguna lesión o enfermedad recuperan su amplio rango de movimiento. Los hombros, el cuello y la parte inferior de la espalda se ven inmensamente aliviados por este tratamiento.

Las personas que sufren un dolor crónico a menudo obtienen un gran alivio y una mejoría en el desempeño de las actividades diarias como resultado de los tratamientos craneosacrales.

Frecuentemente, el dolor y las lesiones presentan un patrón en la vida de una persona. Tras una pequeña lesión de la que es posible que no seamos conscientes, puede aparecer dolor en el mismo lugar en momentos de estrés. El tratamiento, a veces, revela que la lesión original tuvo lugar durante un periodo de intenso estrés, ansiedad o confusión. La tendencia a tensarse para protegerse aún permanece en el tejido, y aparece de nuevo más tarde en situaciones de estrés similar. Esto ocurre debido a que el tejido corporal tiene la capacidad de «recordar» el daño y prepararse para reaccionar con mayor rapidez a una lesión parecida en un futuro. Desafortunadamente, la reacción principal del tejido al percibir el trauma es la inflamación, la hinchazón, la rigidez y la falta de flexibilidad del área afectada.

Las emociones desagradables en el momento de una lesión, como el miedo o la furia, parecen incrementar la intensidad de la reacción protectora, prolongando el periodo de recuperación e incrementando la velocidad de reacción del tejido en un suceso similar futuro.

Las amables técnicas de apoyo de los tratamientos craneosacrales, que trabajan con el tejido a un ritmo al que puede responder, son la clave para liberar la memoria del tejido y el patrón de dolor de esa zona.

El profesional puede limitarse a utilizar únicamente este método. No obstante, empleado como terapia complementaria, resulta también eficaz y facilita el éxito de otros tratamientos. Por ejemplo, los ajustes quiroprácticos parecen resultar más sencillos y perdurar más después de un tratamiento craneosacral. La terapia craneosacral se usa en conjunción con la acupuntura, la quiropráctica, la homeopatía, los remedios herbales, la psicoterapia, la terapia visual y la medicina tradicional.

Práctica moderna

Durante los últimos años, los quiroprácticos y los fisioterapeutas, los masajistas y los psicoterapeutas, los dentistas y los osteópatas han integrado este método en sus esfuerzos curativos. Han descubierto que la terapia craneosacral complementa y potencia sus tratamientos más tradicionales, y que obtienen resultados más rápidos y profundos si la aplican junto con terapias convencionales, con síntomas tan variados como dolor de mandíbula o de cabeza, crisis emocionales, dolor de espalda, hombros o cuello y lesiones recurrentes. También han descubierto que la terapia craneosacral es un tratamiento relajante y regenerativo para casi todos los que vivimos en este acelerado mundo.

La terapia craneosacral podría ubicarse entre la convencional medicina alopática y las modalidades alternativas, las cuales ofrecen una visión más amplia del ser humano, de su conciencia, sufrimiento y capacidad de sanación. En la edad de la razón y la ciencia moderna, la mecánica, la medicina y la filosofía se alejan de cualquier experiencia que no pueda ser reproducida de un modo mecánico y demostrada estadísticamente. Lo diferente, la visión, la intuición y lo espiritual son desdeñados por los «mandos intermedios», los burócratas de la ciencia. Nuestros pensadores más creativos, como Einstein, fueron más allá de este enfoque. Sin embargo, este ha dominado la educación formal y la investigación durante muchas generaciones.

En la actualidad, cada vez más investigadores están aprendiendo a apreciar las amplias capacidades del ser humano, y comienzan a considerar la totalidad del individuo en el tratamiento. El uso de la hipnosis, la biorretroalimentación e incluso la meditación como complemento de la terapia médica en los hospitales ha estimulado la curiosidad de muchas mentes agudas. Estas mentes buscan ahora más allá de los fríos datos del riguroso «método científico», introduciéndose en los prometedores reinos de la posibilidad. El objetivo común de sus esfuerzos es la sanación completa del individuo: física, mental y espiritualmente.

Primera parte

LOS PRINCIPIOS BÁSICOS DE LA TERAPIA CRANEOSACRAL

La intención de este texto es transmitir un conocimiento básico de la práctica craneosacral. Para ello, será necesario realizar ejercicios de evaluación, a fin de descubrir el ritmo craneosacral y sensibilizarse a sus variaciones a través del cuerpo. También se deberá desarrollar una creciente capacidad para obtener indicios de las variaciones en el ritmo y de otras muchas manifestaciones energéticas que actúan como señales no verbales. Esto se tratará en el capítulo 1.

El siguiente paso es aprender a usar las manos para sostener el tejido y seguir su movimiento mientras este se «relaja» y hace suaves ajustes en armonía con lo que sabemos que es su función habitual en ese lugar, y en equilibrio con lo que el propio tejido está preparado para hacer. Esto se verá en los capítulos 2 y 3, en relación con el torso, y después con la cabeza.

Finalmente, en el capítulo 4 hablaré de la actitud y el contexto más amplios de la práctica craneosacral.

En este libro describiré muchas estructuras y funciones fisiológicas importantes. Sin embargo, la presentación de la anatomía no será exhaustiva. Resultará útil contar con algunos conocimientos previos, o consultar un manual de anatomía o fisiología. En concreto, podría resultarte útil repasar la estructura del esqueleto, los tejidos conectivos y las principales vías de los sistemas circulatorio y nervioso. Para complementar las ilustraciones y descripciones de este texto, te vendrá bien contar con un atlas de anatomía humana.

Capítulo 1

Habilidades fundamentales para el ejercicio de la terapia craneosacral

El ritmo craneosacral es una corriente sutil, aunque poderosa, que manifiesta la salubridad del entorno protector del cerebro y la médula espinal. Proporciona pistas sobre la alineación o desalineación de las estructuras óseas de la cabeza, y extiende su influencia a lo largo y ancho del cuerpo. El ritmo craneosacral de la cabeza y la médula espinal parece crearse mediante el ciclo de producción y absorción del fluido cerebroespinal. Esto tiene lugar en el interior del propio cerebro y de la cubierta protectora de la duramadre.

El cerebro es una masa de células nerviosas especializadas, diferenciadas en secciones según su forma, función y similaridad con el cerebro de otros animales, con secciones cerebrales más elaboradas propias de los mamíferos.

Este órgano se comunica con el resto del organismo a través de haces de nervios especializados que le permiten llegar a varios órganos directamente, y por medio de la médula espinal, que proporciona un conducto seguro para los miles de vías hacia cada órgano, los receptores de los sentidos, músculos y glándulas.

El fluido cerebroespinal se produce en el interior de unos huecos especialmente intrincados, los ventrículos, situados dentro de la masa cerebral. El fluido es parecido, en sus características físicas y composición química, a la linfa, o plasma sanguíneo. Cuando se produce, pasa por una serie de ventrículos del interior del cerebro hasta los espacios que se hallan a su alrededor y alrededor de la médula espinal. Este fluido es parte del entorno protector y nutritivo del cerebro.

Una gruesa membrana conocida como la duramadre está adherida a la superficie interior del cráneo. Cuando sale al foramen magnum, la duramadre forma una funda que se extiende hacia abajo en el interior de la médula espinal. Esta se extiende por el conducto dural desde el cerebro hasta su término cerca del sacro. Cada pliegue y hueco de nuestro cerebro y de nuestra médula espinal está recubierto de un suave tejido conectivo conocido como piamadre. Además, en el interior del espacio que existe entre estas membranas, hay una

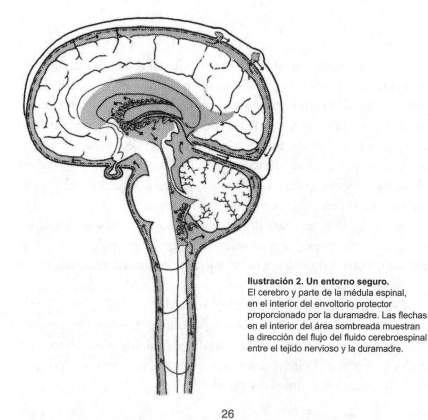

Ilustración 2. Un entorno seguro.
El cerebro y parte de la médula espinal, en el interior del envoltorio protector proporcionado por la duramadre. Las flechas en el interior del área sombreada muestran la dirección del flujo del fluido cerebroespinal entre el tejido nervioso y la duramadre.

intermedia, llamada aracnoides, que se adhiere a la superficie interior de la duramadre y se extiende en ramificaciones fibrosas hacia la piamadre. El fluido cerebroespinal fluye en el interior del espacio que hay entre estas membranas, es decir, entre la aracnoides y la piamadre, atraviesa el interior del canal medular, baja hacia la base de la médula espinal y sube hasta la zona frontal para bañar y proteger la superficie del cerebro. En la sangre venosa es absorbido por el tejido especializado de la fascia que sobresale de los vasos sanguíneos venosos (las granulaciones aracnoides).

De este modo, una fuente viva de nutrientes protege y baña al núcleo del sistema nervioso humano. Fluye constantemente y se renueva a sí misma. El mecanismo de esta renovación es lo que produce el ritmo craneosacral. Cuando el fluido es secretado por el tejido de los ventrículos, aumenta la presión en el interior del sistema cerebroespinal. Cuando los huesos de la bóveda craneal se expanden para adaptarse a esta presión, los sensibles receptores de las suturas craneales,

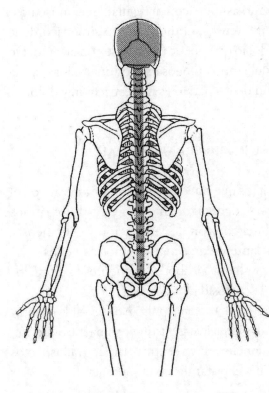

Ilustración 3. Circulación del fluido.
El fluido cerebroespinal circula en el interior de la zona sombreada mostrada aquí. Fluye desde la bóveda craneal, a través del canal medular hasta el sacro, y vuelve a ser absorbido en el interior de la bóveda craneal.

las articulaciones entre los huesos del cráneo, supervisan estos cambios. El receptor envía una señal al cerebro y, entonces, la secreción de fluido se detiene. A medida que la absorción progresa, la presión del sistema se reduce hasta que se ordena la reanudación de la secreción y el ciclo comienza de nuevo.

Los cambios de presión en el interior de la bóveda craneal y de la columna vertebral provocan cambios en el esqueleto a través de la estructura de la espina dorsal y del cráneo. Esto puede palparse en todos los huesos de la cabeza y el rostro, así como al final de la columna, en el sacro.

A través de un mecanismo que no se ha llegado a comprender totalmente, las parejas de huesos a ambos lados de la columna también responden a estos cambios de presión. Los hombros, las costillas, las caderas y las piernas se mueven al unísono con el ritmo craneosacral.

Estos movimientos proporcionan indicios sobre el estado de la fascia o tejido suave del organismo, y sobre la flexibilidad de estas uniones en la cabeza y el cuerpo. Si las uniones reciben un impacto, puede sentirse un movimiento asimétrico o irregular. Si el músculo o la fascia están continuamente tensos, el movimiento simétrico de la espina dorsal se verá afectado, lo que puede percibirse con el tacto. De este modo, la percepción del ritmo craneosacral es una valiosa ayuda para la curación o liberación de los patrones de restricción y dolor.

PERCIBIR EL RITMO CRANEOSACRAL

Hay una serie de ejercicios que pueden ayudar a sintonizar con el ritmo craneosacral. En ellos, se deberá tomar conciencia de los ritmos perceptibles del cuerpo: el del corazón, la respiración y el craneosacral. Los describiré más adelante y experimentaremos con ellos.

La actitud adecuada para llevar a cabo las siguientes exploraciones será una combinación de curiosidad y alegría.

Incluso si tienes experiencia en tomar el pulso u observar la respiración, te pido que realices estos ejercicios. Constituyen una introducción a las actitudes de respeto, conciencia y receptividad activa, aspectos importantes de la evaluación y el tratamiento craneosacral.

Presentaré estos ejercicios en forma de meditaciones guiadas. Mientras los lees o escuchas, puedes dejar a un lado o ignorar, por el momento, los asuntos de la mente lógica. Sumérgete en estas exploraciones, en una dimensión diferente de experiencia. Por el momento, confía, sin juicios previos, en tus percepciones e intuiciones.

Algunas personas pueden descubrir que les resulta útil grabar estos ejercicios. Si lo haces, habla lenta y deliberadamente, deteniéndote entre las frases. Después, siéntate tranquilamente y escúchalos, siguiendo la guía de tu propia voz. Permítete un intervalo de reposo entre los ejercicios.

Te sugiero que los practiques en una silla, sentado cómodamente, pero erguido, con las manos apoyadas sobre los muslos, y los brazos y los hombros relajados.

Ejercicio 1: el corazón

Siéntate tranquilamente... Siente las manos sobre los muslos... Siente la presión de la silla contra tu cuerpo...

Relájate... Respira lentamente... relajadamente...

Sé consciente de tu cuerpo... consciente de los latidos... en alguna parte de tu cuerpo... los latidos del corazón... tu cuerpo...

Sumérgete en esta exploración... sintonizando con los sentimientos... las energías... el corazón...

Imagina la ubicación del corazón... ¿Puedes sentir su actividad?... ¿En el centro del pecho?... ¿En los costados?

En el lugar donde lo sientas, imagina el ritmo cardíaco... constante... desapercibido... percibido...

Imagina dónde podrías sentir el pulso de la muñeca... sin tocarla con los dedos... ¿Qué sientes en la muñeca? Y el pulso continúa...

En las manos... los brazos...

¿Puedes sentir los latidos del corazón en la garganta?

El rostro...

¿Sientes los latidos en los pies?... ¿En las pantorrillas?... ¿En los muslos?...

Recorre cada una de las regiones de tu cuerpo... sintiendo las pulsaciones del corazón... sintiendo cómo difieren de un lugar a otro...

Disfruta de esta exploración... Siéntete renovado y tranquilo...
Permanece sentado relajadamente... advirtiendo el contacto con
la silla...
Prepárate para volver a la conciencia normal... Las pulsaciones
del corazón continúan siendo constantes... percibidas... desaper-
cibidas... mientras llevas la atención a otras ocupaciones... otros
intereses...
Sé consciente de lo que te rodea... Desperézate... o muévete...
mira a tu alrededor... Vuelve totalmente a tu estado habitual de
conciencia.

Tómate tanto tiempo como desees para realizar este ejercicio.
Cuando lo repitas más tarde, tal vez te agrade advertir cómo desarrollas tu comprensión.

Ejercicio 2: la respiración

Sentado tranquilamente... siente las manos sobre los muslos...
siente el contacto de la silla con tu cuerpo...
Relájate... respira lentamente... relájate...
Sé consciente de tu cuerpo... consciente de la respiración... del
movimiento del pecho...
Siente la respiración en las fosas nasales... en la garganta... en
todo tu cuerpo...
Permite que los ojos se cierren... mientras continúas... respiran-
do... sintiendo la respiración...
Siente la diferencia... al cerrar los ojos... el cambio de percep-
ción... de conciencia... de la respiración en las fosas nasales... en
la garganta... en el pecho...
Respira profundamente... lentamente...
El pecho se eleva... los hombros se elevan... con cada inhalación...
Tu cuerpo se mueve... continuamente...
Siente cómo el aire presiona el vientre... o los costados...
¿Sientes la respiración en la pelvis?... Respira profundamente...
respira lentamente...
¿Sientes algún efecto de la respiración en las piernas?... ¿En los
muslos?...

Deja que las muñecas y las manos se apoyen ligeramente sobre los muslos... ¿Cómo percibes el movimiento de la respiración en los brazos?

¿Cómo lo notas en los codos?... ¿En las muñecas?... ¿En las manos? ¿Perciben las manos algún movimiento en los muslos?...

¿Deseas usar las manos para explorar las sensaciones del corazón y los pulmones en tu cuerpo?... ¿Para explorar el movimiento del cuerpo con la respiración?...

¿Has notado los latidos del corazón, superpuestos a cada inhalación?...

¿Hasta dónde puedes notar esos latidos... superpuestos a la respiración?...

En el pecho... en el vientre... en el cuello... en el rostro...

Y nota cuánto disfrutas de este momento, de esta apertura de conciencia a tu cuerpo y sus ritmos...

Nota en esta exploración, además, cómo se diversifica y se desarrolla tu rango de investigación...

Descubrirás que, con cada ejercicio, amplías tu sensibilidad... te permites una experiencia que permanecerá contigo...

Mientras tanto, prepárate para regresar a tu conciencia ordinaria... para llevar la atención a otras ocupaciones e intereses...

Fresco... intrigado... por esta experiencia...

Abre los ojos... muévete... desperézate... mira a tu alrededor... regresa por completo a tu nivel de conciencia habitual.

Ejercicio 3: el ritmo craneosacral, conciencia

Sentado relajadamente... siente las manos sobre los muslos... siente el contacto de la silla con tu cuerpo...

Relájate... respira lentamente... relajadamente...

Sé consciente de tu cuerpo... consciente de tus brazos... piernas... espalda... cuello...

Con los ojos abiertos... o cerrados... respira lentamente...

Sumérgete... en una nueva exploración... del cuerpo... de la conciencia...

El fluido cerebroespinal se produce... mientras respiras... ahí sentado...

Se produce... y se absorbe...

El fluido cerebroespinal se produce... mientras estás ahí sentado... Tus huesos craneales se expanden... en las suturas... y se contraen...

El fluido cerebroespinal se produce... y es absorbido...

Los huesos de la cabeza... se ajustan... La bóveda craneal se expande... y se contrae...

Se expande... y se contrae... mientras el fluido cerebroespinal se produce... y es absorbido...

Los hombros rotan hacia atrás... con cada expansión... y vuelven hacia delante...

Rotan hacia atrás... y vuelven hacia delante...

Los hombros... y las costillas... rotan... y regresan... con cada ciclo... Mientras continúas respirando... ajustando... el cuerpo... los huesos de la cabeza... con cada ciclo... del ritmo craneosacral...

El fluido cerebroespinal se produce... y fluye... en el interior del cráneo... en el interior de la espina dorsal...

El fluido cerebroespinal... fluye... se produce... y es absorbido... en cada ciclo... La bóveda craneal se expande hacia fuera... y regresa hacia el interior... en cada ciclo...

Los hombros y las costillas... rotan hacia atrás... y vuelven a su posición... Los hombros... las costillas... incluso las caderas... rotan... y regresan... en cada ciclo...

El tejido y la fascia se acomodan... se ajustan... con cada expansión... con cada retracción...

Con cada rotación... y contracción...

El tejido... la fascia...

Mientras inhalas... los hombros se elevan ligeramente... y descienden...

Mientras el fluido cerebroespinal se produce... los hombros rotan ligeramente... y vuelven... rotan... y vuelven... con cada ciclo del ritmo craneosacral...

Mientras tanto, las manos y las muñecas se apoyan sobre los muslos... ¿Has descubierto ya... su movimiento?...

Rotan hacia fuera... y vuelven...

Hacia fuera... y hacia dentro...

Las manos sobre los muslos... moviéndose con el ritmo craneosacral...
Todo el tejido... todas las células... responden... ajustándose a este ritmo... expandiéndose... contrayéndose...
Los pies responden... las piernas... los hombros... desapercibidos... percibidos... continuadamente...
Respirando... con este ritmo... descubriendo... redescubriendo...
El ritmo... los latidos del corazón... la respiración... el ritmo craneosacral...
Relajado... tranquilo... juega... descubre...
Prepárate para volver... a la conciencia ordinaria... para regresar con una nueva conciencia... con una nueva impresión...
Sentado... consciente de la presión de la silla contra tu cuerpo...
Regresa descansado... recuerda tus ocupaciones e intereses...
Lo que te rodea... la conciencia ordinaria... muévete... desperézate... mira a tu alrededor.

Ejercicio 4: el ritmo craneosacral, palpación

Para realizar este ejercicio, siéntate a la mesa. Apoya los codos sobre ella, de modo que te puedas tocar ligeramente los lados superiores de la cabeza con los dedos. Un libro o dos bajo los codos te ayudarán a colocar las manos. Colócate de modo que los hombros, el cuello y la cabeza queden sostenidos, como es habitual, por la columna vertebral, en lugar de por las manos o los brazos.

Sentado tranquilamente... siente las manos en las sienes... con los brazos y los codos apoyados...
Siente la presión de la silla... sujetando el cuerpo...
Respira profunda... y lentamente...
Sé consciente del ritmo cardíaco... de la sensación de los dedos en contacto con el cuero cabelludo... su calidez... su frialdad...
Los latidos del corazón... la respiración...
Las puntas de los dedos... los dedos... moviéndose con el cuero cabelludo... moviéndose con el ritmo craneosacral...
Los huesos de la cabeza moviéndose... expandiéndose hacia fuera... contrayéndose hacia dentro...

Expandiéndose hacia fuera... contrayéndose hacia dentro...
Con cada ciclo del ritmo craneosacral... con cada ciclo del fluido
cerebroespinal... producido... absorbido...
Un ritmo regular... suave... sutil... hacia fuera... hacia dentro...
Respira con libertad... profunda o ligeramente... respira con li-
bertad... profunda o ligeramente... descubriendo...
Contén la respiración... nota... siente... libera el aliento... respira
libremente... tranquilamente...
Las manos y los dedos... tocando... sintiendo... moviéndose en
armonía con el ritmo... hacia fuera... hacia dentro...
Hacia fuera... hacia dentro... el fluido cerebroespinal... produci-
do... absorbido...
Un movimiento... un ritmo... que puede pausarse... hacia dentro
o hacia fuera... puede pausarse... quedarse quieto...
Te sumerges... reconociendo... experimentando... el ritmo cra-
neosacral...
Continúa... el ritmo... de aprendizaje... de experiencia... y des-
cubrimiento...
El ritmo... completo... regular...
Movimiento en las manos... en la bóveda craneal...

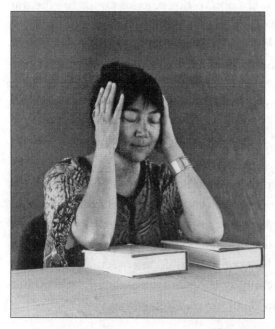

**Ilustración 4. Palpación
individual del ritmo
craneosacral.**
Las manos, colocadas
suavemente en las sienes;
la cabeza, sostenida por el
cuello y la columna vertebral.

Consciente del ritmo... consciente del cuerpo... de la energía del cuerpo... los pies... los brazos... el organismo entero...
Prepárate para volver... a la conciencia ordinaria... sentado... con las manos en las sienes... la silla... la habitación...
Regresa totalmente a la conciencia ordinaria... a otras ocupaciones e intereses...
Alerta... consciente y curioso... mientras completas este ejercicio.

Será útil que repitas este ejercicio más de una vez. Te recomiendo que lo intercales con los precedentes. Entre ejercicio y ejercicio, levántate, muévete, desperézate, canta, baila o haz lo que te apetezca.

Cuando retomes estos ejercicios, hazlo descansado, con una nueva perspectiva. El ritmo craneosacral es fuerte, imperecedero y constante, excepto en los puntos de parada. Sin embargo, es sutil. Y cuanto más descansados estén el cuerpo y la mente, con mayor facilidad se percibe.

Cuando hayas comenzado a percibir el ritmo craneosacral, continúa con alguna versión de estos ejercicios para poder profundizar e integrar más conocimientos.

ESTACIONES DE ESCUCHA

Ahora hablaré de las estaciones de escucha. En cada una de ellas tendrás la oportunidad de percibir y evaluar el ritmo craneosacral. La percepción de este movimiento rítmico es lo que distingue este trabajo de otras formas de terapia. No obstante, el impulso conocido como ritmo craneosacral no es la única señal que el paciente manifiesta en este procedimiento interactivo. Cada uno de nosotros lleva a este trabajo cualidades especiales, así como habilidades de observación y conciencia. Estas características no verbales a menudo permanecen latentes cuando nos adaptamos a la moderna sociedad tecnológica. Este trabajo nos proporciona la oportunidad de despertar estas valiosas capacidades de percepción. De este modo, podrás sentir las variaciones que se produzcan en la temperatura, el flujo, la respiración o la coloración de la piel. También podrás sentir cualidades energéticas. Todas estas cualidades tienen un papel relevante en el ritmo craneosacral.

Las estaciones de escucha son:

1. Los pies.
2. Los muslos.
3. Las caderas.
4. El diafragma respiratorio.
5. Los hombros.
6. La cabeza.

Más tarde, estos procedimientos formarán parte de la fase de evaluación de la sesión craneosacral. Por ahora, considéralos como ejercicios que repetirás frecuentemente, con los que obtendrás un valioso conocimiento y experiencia. Si imaginas que sientes el ritmo, o algo parecido a él, asume que así es. La fuerza del ritmo craneosacral varía de persona a persona, y entre las distintas estaciones de escucha en el individuo.

Después de un par de minutos en cada estación, permítete seguir adelante para obtener una experiencia más amplia, incluso si al principio no estás seguro de lo que sientes. La repetición de estos ejercicios te ayudará a aumentar la familiaridad y confianza en tus percepciones. Frente a ti, tienes un amplio mundo de experiencia y percepción.

Las exploraciones expuestas en esta sección se llevan a cabo más fácilmente con un compañero, a quien llamaremos tu paciente. Es mejor trabajar sobre una mesa despejada, a unos 70-76 centímetros del suelo. Una camilla de masaje sería excelente, pero puede servir cualquier mesa sólida cubierta con una almohadilla suave. Ten a mano una silla o banqueta que puedas mover con facilidad alrededor de la mesa y te permita sentarte con las rodillas y las piernas debajo de ella. Un par de cojines para ajustar la altura también serán de utilidad. Una silla de ordenador de altura regulable resulta idónea.

Para la mayor parte de los procedimientos de la terapia craneosacral, el paciente puede vestir ropa ligera y holgada. Será útil retirar las joyas, relojes, cinturones y cualquier otra cosa que ciña o sea voluminosa. Es recomendable usar una manta para mantener el calor, que podremos apartar mientras trabajamos.

Pídele a tu paciente que se tumbe sobre la mesa, boca arriba. Como parte de un procedimiento estándar, asegúrate de que esté cómodo. Cuando la sesión progrese, podremos colocar una almohada o cojín bajo sus rodillas. Esto será muy efectivo para aliviar el estrés de la parte baja de la espalda.

Si tu paciente está embarazada, es posible que se sienta más cómoda tumbada de lado, con una almohada entre las rodillas y otra junto al pecho. Como terapeuta, puedes aprender a adaptarte a esta postura.

Terminología

Estos ejercicios, y las instrucciones que encontrarás en este libro, a menudo hacen referencia a direcciones como superior, inferior, frente y espalda, posterior, interior, hacia dentro y hacia fuera. Estas indicaciones se dan con relación al cuerpo del paciente. *Hacia arriba*, o *superior,* quiere decir en dirección a la cabeza, y *hacia abajo*, o *inferior,* en dirección a los pies.

Anterior se refiere al frente o a un movimiento en la parte delantera del organismo; *posterior* se refiere a la espalda, o a un movimiento en la parte de atrás.

Hacia dentro y *hacia fuera* se usan indistintamente con las direcciones anatómicas; *medio* y *lateral* se refieren al movimiento horizontal entre el centro y los costados del cuerpo.

Por ejemplo, si tienes la mano en la cadera del paciente y la mueves hacia las costillas, estarás moviéndote hacia arriba, o hacia la parte superior del cuerpo del paciente. Si llevas la mano o atención desde la espalda del paciente hasta su parte delantera, mientras él permanece sobre la mesa, estarás moviéndote hacia la parte anterior o hacia delante (no hacia arriba).

Autoconciencia

A través de estos ejercicios, podrás evaluar tu propio estado físico, así como el del paciente, y responder a ellos. Se trata de un procedimiento interactivo. Tu consideración y preocupación por tu propio bienestar y el flujo de tu energía es un aspecto importante del tratamiento.

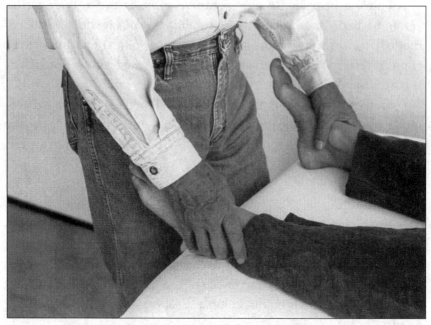

Ilustración 5. Escuchar la estación de los pies.
Sujeta ligeramente los tobillos.

1. Los pies

Colócate frente a los pies del paciente y, con las manos, sujétale ligeramente los tobillos y la parte superior de los pies. Continúa respirando lenta y profundamente. Si te inclinas hacia delante con demasiada expectación, mueve el cuerpo suavemente para relajar los músculos. Lleva la energía a tus manos de modo que el contacto sea ligero, tanto física como energéticamente.

¿Qué sientes? ¿Una pulsación, un ligero movimiento con la respiración del paciente? ¿Calor o frío? Cuando percibas el ritmo craneosacral, sentirás una ligera rotación hacia dentro y hacia fuera, similar a lo que ya has experimentado en tus propios muslos y hombros.

En muchos pacientes notarás cierta diferencia entre ambos pies en la rotación producida por el ritmo craneosacral. Puedes percibir pausas o diferencias en el ritmo en cada ciclo de movimiento.

Nota la tensión o relajación en tus propias manos, brazos, hombros o cualquier otra parte de tu cuerpo. Experimenta con tu postura

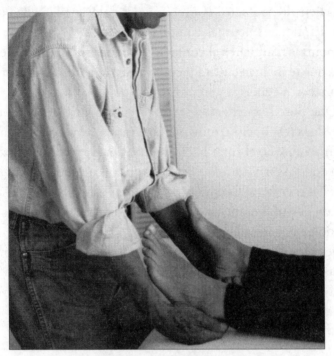

Ilustración 6. Escuchar la estación de los pies.
Los talones apoyados en las manos.

y respiración. ¿Puedes estar físicamente relajado mientras permaneces sintonizado con el paciente, manteniendo solo un ligero roce?

Permite que tu atención vaya y vuelva entre tu propio cuerpo y el del paciente. Ajusta la sujeción: debe ser firme, pero ligera.

Después de un par de minutos, libera los tobillos y mueve las manos bajo los talones, sujetándolos suavemente. Repite las preguntas anteriores. Las diferencias entre la parte delantera y trasera de los tobillos a menudo reflejan estados de relajación y constricción, delante y detrás, en la pelvis.

De nuevo, después de un par de minutos, libera suavemente el contacto mientras te preparas para pasar a la siguiente estación.

2. Los muslos

Ahora, colócate a un lado de la mesa, de modo que puedas apoyar las manos sobre los muslos del paciente. Deja que las manos se adapten al contorno del cuerpo en este punto, rozando ligeramente toda la superficie de contacto. ¿Cómo puedes colocar tu cuerpo para que esta posición te resulte más cómoda?

Mientras mantienes el contacto, ¿puedes visualizar una esfera de energía que te incluye tanto a ti como a tu paciente? En esa atmósfera, sintoniza con su energía y su movimiento.

¿Qué percibes en esta estación? ¿Pulso cardíaco, calor, movimiento de la respiración, movimiento craneosacral...? ¿Las caderas se mueven al unísono al rotar hacia dentro y hacia fuera? ¿Sientes cómo fluye la energía en esa zona? ¿Percibes puntos de energía más intensos en la pelvis o en la cadera mientras exploras esta posición? ¿Las variaciones en el ritmo craneosacral te recuerdan a las que ya has experimentado en los pies del paciente?

Después de un par de minutos, libera el contacto y prepárate para pasar a la siguiente estación. En ese momento, tu paciente podrá sentirse más cómodo si le colocas un cojín bajo las rodillas para elevarlas, aliviando así la presión en la parte baja de la espalda.

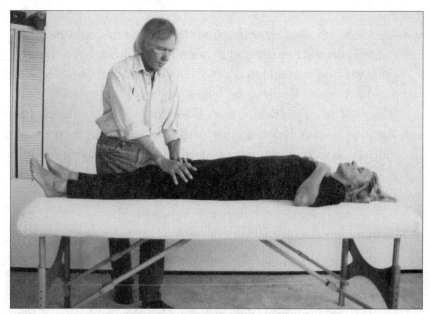

Ilustración 7. Escuchar la estación de la parte superior de las piernas.
Las manos se apoyan sobre los muslos.

3. La cadera

Colócate junto al paciente, ligeramente sobre la pelvis, de modo que puedas colocar las manos sobre el borde delantero de los huesos de la cadera. Experimenta con tu postura y la ubicación de las manos, de modo que queden en contacto con la parte delantera y lateral de cada hueso de la cadera.

El ritmo craneosacral en este punto provoca que los huesos que ahora tienes debajo de las manos roten hacia dentro o hacia fuera, alrededor del centro del cuerpo. Debido a las muchas direcciones de fuerza que se dan en el esqueleto y en los músculos de esta región, la pelvis es muy vulnerable a las restricciones de movimiento, y a las concentraciones o quistes de energía. Cuando palpes el ritmo, nota la diferencia entre ambos lados en la conclusión del ciclo, así como cualquier discrepancia en la suavidad del ritmo de un lado a otro.

Sé consciente de cualquier sensación de intensidad energética que puedas experimentar en la zona pélvica. Tu atención puede dirigirse a zonas con las que no estés en contacto directo.

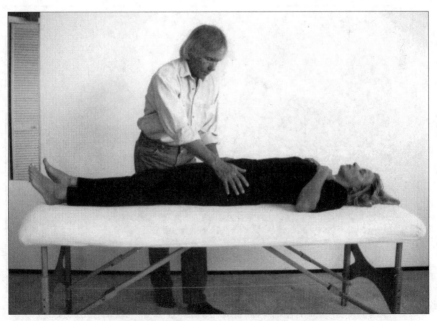

Ilustración 8. Escuchar la estación de la cadera.
Las manos se apoyan sobre los huesos de la cadera, a ambos lados.

Como experimento, intenta visualizar la unión de la cadera con cada lado del sacro. Imagina el movimiento en estas uniones, en coordinación con el que sientes bajo las manos. ¿Notas alguna zona de energía, o de falta de energía, en ese punto?

Después de un par de minutos, retira el contacto para pasar a la siguiente estación.

4. El diafragma respiratorio

En esta estación, coloca las manos a ambos lados de la parte inferior de las costillas del paciente, adaptándolas al contorno de su cuerpo. Asegura al paciente que puede continuar respirando de forma natural.

Descubrir el ritmo craneosacral en este punto supone todo un desafío. Siéntete cómodo, y respira tú también con naturalidad. Visualiza la esfera de energía que te incluye tanto a ti como a tu paciente. En el interior de esa esfera puedes mantenerte abierto a cualquier movimiento, fisiológico o energético.

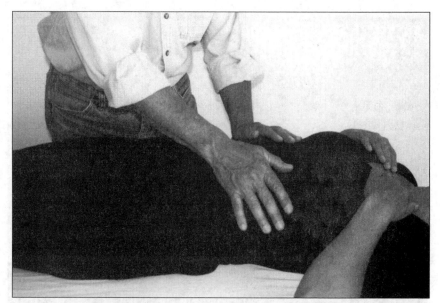

Ilustración 9. Escuchar la estación de el diafragma respiratorio.
Las manos, a ambos lados, están apoyadas sobre la parte inferior de las costillas.

Notarás los latidos del corazón y los movimientos de la respiración. ¿Qué otros movimientos o energías sientes? El ritmo craneosacral produce una oscilación en las costillas, que se expanden hacia fuera y se contraen hacia dentro, mientras el abdomen y el pecho se elevan y descienden. Suele ser un ritmo un poco más lento que el de la respiración.

La primera vez que sentí el ritmo craneosacral en esta zona fue muy emocionante. Pero no hay prisa. Ahora estás acumulando mucha información, tanto en el plano consciente como en el inconsciente. Observa qué información hay disponible: movimiento energético o concentración, calor o frío, variaciones en el movimiento de un lado a otro...

Tras unos minutos, retira el contacto y prepárate para pasar a la siguiente estación.

5. Los hombros

Ahora dirígete al extremo de la mesa, a la cabeza del paciente. Siéntate en una silla y apoya los codos sobre la mesa. Coloca las palmas de las manos a ambos lados, y contacta con los hombros y la parte superior del pecho del paciente. Date algún tiempo para sentirte cómodo y acostumbrarte a los distintos aspectos del movimiento que experimentas.

Deja que tus manos se adapten al contorno del cuerpo; mantén el contacto, aunque ligeramente. Tus manos percibirán más si el contacto es ligero y receptivo al movimiento en cualquier dimensión. Observa las diferentes sensaciones en tus propios hombros y brazos. ¿Te sientes cómodo? ¿Respiras relajadamente?

Los latidos del corazón proporcionan un pulso constante en el pecho. De nuevo, el movimiento de la respiración es el que domina en esta estación. Con la respiración, el pecho tiende a ir hacia delante y hacia fuera del cuerpo, y posiblemente provoque que los hombros se eleven hacia las orejas. El ritmo craneosacral puede ser identificado debido a que eleva los hombros de la mesa, moviéndose en un arco alrededor de la línea central vertical del cuerpo.

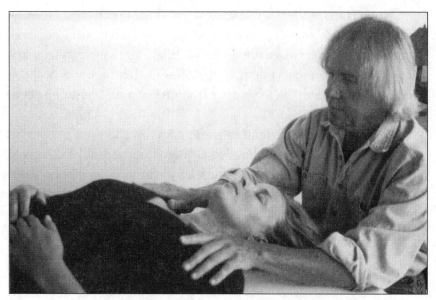

Ilustración 10. Escuchar la estación de los hombros.
Con las manos a ambos lados, apoyadas en los hombros y la parte superior del pecho.

De nuevo, no te desanimes si no percibes el ritmo craneosacral en tus primeras palpaciones. Estás aprendiendo a ser consciente y a mantenerte en contacto.

Después de un par de minutos, libera el contacto y apártate ligeramente. Lleva tu conciencia al cuello y a la cabeza del paciente.

6. La cabeza (cráneo)

Cuando toques la cabeza, es importante que los brazos estén apoyados sobre la mesa. Siéntete libre de pedirle al paciente que se mueva hacia abajo para que quede un espacio de entre 18 y 24 centímetros por encima de la cabeza. Mientras trabajas con el cuello y la cabeza, mantén tu conciencia en esa estructura interconectada. Cuando coloques las manos, levanta o mueve la cabeza, y sé sensible a la fluidez o resistencia que experimentes. En este punto, mantén la cabeza y el cuello alineados con la columna, pero no fuerces esta alineación. En cualquier movimiento, sigue aquella dirección en la que notes una menor resistencia.

a) Coloca las manos, con las palmas hacia arriba, a ambos lados de la cabeza del paciente. Deslízalas bajo el cráneo, una hacia la otra,

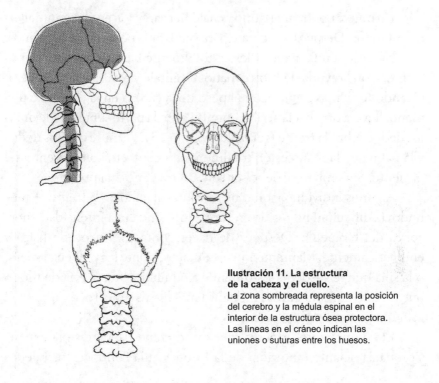

Ilustración 11. La estructura de la cabeza y el cuello.
La zona sombreada representa la posición del cerebro y la médula espinal en el interior de la estructura ósea protectora. Las líneas en el cráneo indican las uniones o suturas entre los huesos.

y sostén la nuca y las sienes (ver la ilustración 12). Ajusta las manos de forma que tanto tú como el paciente os sintáis cómodos. Los brazos deben apoyarse sobre la mesa, pero mantenlos relajados para que no tengan que soportar tu peso. Respira lentamente y observa las sensaciones en tus hombros y tu cuello mientras trabajas.

Cuando sintonices con las sensaciones que notas en las manos, puede que, con cada inhalación del paciente, observes una ligera tensión en la cabeza y el cuello de este.

¿Notas las pulsaciones del corazón? ¿Las tuyas? ¿Las del paciente?

El ritmo craneosacral puede experimentarse como una ligera hinchazón del cráneo hacia fuera, y una contracción hacia dentro. Puedes sentirlo como un movimiento del cráneo. O notar que tus manos se mueven rítmicamente hacia dentro y hacia fuera.

El ritmo, en esta ubicación, puede ser muy armonioso. O quizá sientas que uno de los lados se expande más que el otro, o que el ritmo empuja más hacia fuera que hacia dentro, o viceversa. Posiblemente notes energía o calor, o incluso puede que sientas electricidad.

Permítete observar el ritmo y cualquier variación en él durante algunos minutos. Después, prepárate para cambiar la posición de las manos. b) Desliza una mano y llévala totalmente hasta la nuca de tu paciente. Con la ayuda de la otra mano, levántale y estabilízale la cabeza. Cuando te sientas seguro con el peso de la cabeza en la palma de una mano, lleva la otra hacia arriba y ponla sobre la parte superior, dejando los dedos sobre la frente (ver la ilustración 13). Permite que los dedos y la palma de la mano estén totalmente en contacto con la frente del paciente. Sin embargo, debe ser solo un roce, no una presión.

Algunos individuos son muy sensibles al tacto en la frente. A menudo, la dificultad no reside en la presión, sino en la intensidad energética del terapeuta. Después de hacer contacto, retrocede física y energéticamente. Manteniendo el contacto, siente los pies en el suelo, o la silla que te sostiene. Esto tiende a equilibrar tu energía de modo que no esté tan concentrada. Cuanto más ligero sea el roce y menor el esfuerzo, más podrás percibir.

El componente principal del ritmo craneosacral es una expansión hacia delante (anterior) de la frente y una contracción. Puedes

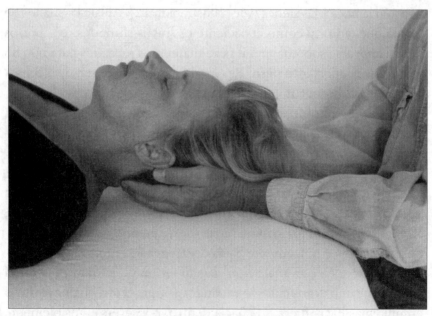

Ilustración 12. Escuchar la estación de la cabeza: a)
Las manos sostienen la parte posterior y lateral de la cabeza.

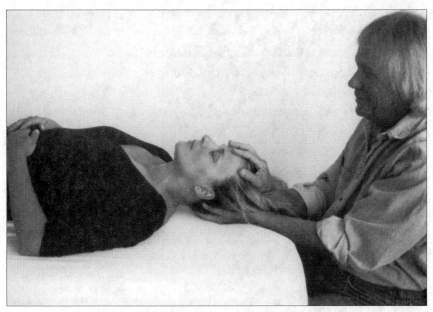

Ilustración 13. Escuchar la estación de la cabeza: b)
Una mano sostiene la cabeza, y los dedos de la otra se apoyan ligeramente sobre la frente.

notar mayor intensidad en un lado u otro, o ser más consciente del ritmo en una fase del ciclo, ya sea hacia dentro o hacia fuera. En ocasiones, los terapeutas han observado un movimiento de torsión del hueso frontal (en la frente) durante el ciclo del ritmo craneosacral. Cualquier movimiento o ritmo que notes será correcto, incluso si no se ajusta a la descripción idealizada del ritmo craneosacral.

Después de un tiempo, suelta la cabeza. Quita la mano de la parte superior, y úsala como apoyo y elemento estabilizador para apartar ambas manos. Utiliza ese tiempo de transición para evaluar tu propio estado de armonía y relajación. Muévete o desperézate, si eso te ayuda a estar más presente.

c) Cuando estés preparado, lleva las manos a ambos lados de la cabeza del paciente, de modo que los pulgares se apoyen ligeramente en las sienes (ver la ilustración 14). Los pulgares, a ambos lados, deberán hacer contacto junto al rabillo de cada ojo. Deja que los otros dedos se posen suavemente donde lleguen con comodidad. Relájate. Deja que cualquier tensión en las manos, los brazos y los hombros se desvanezca.

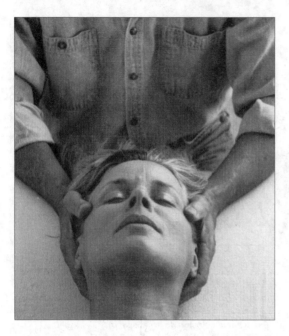

Ilustración 14. Escuchar la estación de la cabeza: c) Las manos, a ambos lados de la cabeza; los pulgares, en las sienes, en el esfenoides.

En esta zona no sentirás el hueso directamente. En lugar de ello, aquí se originan muchas uniones musculares que se extienden hasta la mandíbula, pasando bajo el arco cigomático (la zona prominente que se prolonga hacia delante desde las orejas).

Bajo los pulgares, cubiertas de músculo, se encuentran las amplias extensiones de las alas mayores del esfenoides. Este hueso forma la base de la bóveda craneal, es decir, la base de la estructura ósea que protege el cerebro. El esfenoides se une a todos los demás huesos que rodean al cerebro. Además, toca directa o indirectamente los huesos de la cara y la boca. Muchos nervios y vasos sanguíneos pasan a través de unas pequeñas aberturas del esfenoides hacia los ojos, el rostro y la mandíbula. El movimiento libre y equilibrado del esfenoides es importante para que el funcionamiento y el flujo del interior del rostro y sus órganos sean armónicos.

¿Qué sientes en las manos? ¿Parte de la respiración y del ritmo cardíaco? ¿Calor o frío? ¿Has notado cómo se expande y se contrae el cráneo?

Cuando notes el movimiento del esfenoides, te parecerá que tus pulgares se mueven hacia abajo, en dirección a la mandíbula, y hacia

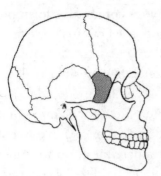

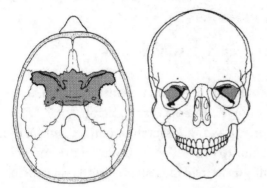

Ilustración 15. El esfenoides.
Tres vistas del hueso esfenoides en relación con el resto del cráneo. La vista seccionada de abajo a la izquierda nos muestra el cráneo desde arriba. Nos enseña cómo se articula el esfenoides con el resto de los huesos craneales y cómo forma el suelo interior de la bóveda craneal. Las «alas» de cada lado se curvan hacia arriba en las sienes, tras las cuencas de los ojos, proporcionando una superficie que permite sentir y seguir el movimiento del hueso.

arriba, en dirección a la parte superior de la cabeza. Nota si el ritmo es más fuerte en una dirección o en otra, o en un lado u otro. Sé consciente de la ligereza de tu tacto. Pregúntale a tu paciente si está cómodo en esa postura.

Después de un par de minutos, desconecta y sepárate de tu paciente. Cuando has estado en un contacto tan íntimo, es importante apartarse lentamente.

Es también importante desconectar completamente, permitiéndoos a ambos vuestro propio espacio personal. Tómate algunos minutos para volver a tu nivel más ordinario de conciencia. Muévete y desperézate. ¡Respira! Anima a tu paciente a que haga lo mismo cuando se sienta preparado.

En ese momento, habrás completado las estaciones de escucha.

Cuando tu paciente y tú pongáis en común vuestra experiencia, no es raro que descubráis que cada uno ha sentido diferentes aspectos de lo mismo: cada uno ha experimentado el movimiento o la energía desde una perspectiva distinta. La puesta en común puede ampliar tu visión de lo que ha ocurrido, ya que todos los puntos de vista son válidos.

Repite estos ejercicios con las estaciones. Si es posible, realízalos con pacientes distintos. Notarás variaciones en la fortaleza del rítmo craneosacral entre pacientes de edades diferentes (por ejemplo, veinte años y cuarenta), o patrones distintos de lado a lado. Con esto conseguirás mayor confianza y capacidad para percibir el ritmo craneosacral así como otros patrones de restricción y fluidez de la energía.

EVALUACIÓN, CONCIENCIA

Las estaciones de escucha sirven como una introducción al proceso de evaluación de la sesión de terapia craneosacral.

La evaluación en la práctica craneosacral no consiste en formular un diagnóstico y un conjunto específico de tratamientos médicos, sino en realizar un conjunto de actividades que requieren la conciencia y el tacto que hemos utilizado en el transcurso de la sesión. La información obtenida dirige y reconduce cada uno de los pasos del tratamiento. En una escala mayor, esto se aplica a cualquier régimen terapéutico. El aspecto diferenciador aquí es que el profesional observa y responde a los cambios durante la sesión de tratamiento.

Es obvio que todos los componentes y posiciones del cuerpo del paciente están relacionados entre sí. Una modificación en el tono de los tejidos, o en la energía de algún punto, provoca cambios en otras ubicaciones. La liberación de una tensión o un dolor podría permitir la emergencia de un patrón subyacente de un trauma más antiguo que no resultaba evidente al comienzo del tratamiento.

La evaluación indica al terapeuta si debe permanecer más tiempo en un punto concreto o seguir adelante, ya que siempre va mano a mano con el procedimiento del tratamiento, minuto a minuto, en el aquí y ahora.

Sin embargo, por ahora no hay necesidad de sacar conclusiones detalladas de tus prácticas con las estaciones de escucha. De momento, estás construyendo una base de experiencia y conocimiento, que se verá inmensamente incrementada y tendrá un significado mayor cuando pongas en práctica la liberación terapéutica que se describe en los siguientes dos capítulos.

La experiencia y las habilidades que estás desarrollando abarcan aspectos que están más allá de un simple conjunto de técnicas. A medida que adquieras más experiencia y progreses, descubrirás que desarrollas una sensibilidad y una conciencia que se extienden más allá de la conciencia ordinaria y el análisis lógico, que engloban tanto a ti mismo como a tu paciente y que resultan cruciales para acceder a todos los aspectos de la práctica craneosacral. Los ejercicios diseñados para este libro te ayudarán a desarrollar el más elevado nivel de habilidad en todos esos aspectos. Por eso es por lo que te animo a practicarlos, o a desarrollar por ti mismo ejercicios parecidos, incluso si ya estás familiarizado con algunas de las técnicas descritas.

Conciencia

En la experiencia ordinaria del día a día, nuestra conciencia se concentra en la parte mecánica de la vida: ir al trabajo, hacer recados, mantenerse al tanto de las noticias, administrar el tiempo y el dinero... La mayoría de la gente es consciente de que también funcionamos en otras dimensiones distintas a la de la conciencia ordinaria. Las funciones principales del cuerpo se llevan a cabo sin que seamos conscientes de ellas, y sin que las dirijamos. A veces, estas funciones corporales pueden verse positivamente influenciadas por la interacción consciente. Por ejemplo, se ha demostrado que la meditación reduce los niveles altos de presión sanguínea. La hipnosis ayuda a mejorar la memoria y el aprendizaje, a aliviar el dolor, a controlar el flujo sanguíneo durante las operaciones y a acelerar el proceso de sanación después de estas.

La conciencia ordinaria puede especializarse en cada individuo. Algunas personas son más conscientes del color; otras, de la forma. Algunas tienen predilección por las consideraciones prácticas y por el modo en que funcionan los instrumentos mecánicos; otras ven con mayor facilidad posibilidades de diseño y decoración. Determinados individuos se consideran más sensibles o intuitivos porque perciben los matices sociales o emocionales y responden a ellos con mayor rapidez. Su conciencia ordinaria tiene características obvias, aunque no siempre sean bien comprendidas.

Este libro pretende reconocer y aceptar la base consciente que cada individuo puede ofrecer, así como ayudar a expandir las capacidades de esa conciencia para sumergirse en nuevas dimensiones.

Algunas de estas dimensiones serán técnicas: comprender la estructura, las funciones y las conexiones en el cuerpo humano; entender los aspectos más importantes a la hora de trabajar como terapeuta de otra persona. Otras serán más intuitivas: la capacidad de responder a señales energéticas con movimientos y presiones apropiados; la conciencia del ser que trabaja mano a mano con el desarrollo de la conciencia del paciente.

Tacto

Hay una importante razón para desarrollar esta conciencia más amplia de ti mismo y de tu tacto. Al igual que los amantes responden el uno al otro intuitivamente con gran sensibilidad, las manos del terapeuta a menudo tocan el lugar «correcto» sin pensarlo. He observado manos de terapeutas novatos que se movían en armonía con el ritmo del paciente o con la liberación del tejido mientras estaban distraídos pensando qué técnica usar a continuación.

Cuando desarrolles una conciencia más profunda de los movimientos y sensaciones sutiles de tu cuerpo, la interacción con tu paciente se convertirá en tu maestra. Aprenderás a seguir tu intuición, a seguir tus manos.

Hay formas de tacto que son hábitos, como coger el brazo o la mano de un amigo, acercarse o alejarse mientras se conversa, acariciarse la barbilla o frotarse el rostro. Hay toques que combinan el hábito y la técnica: un masajista terapéutico que realiza una rutina que ha repetido muchas veces, o un pianista que toca una pieza conocida mientras está preocupado por un problema personal.

El objetivo aquí es suspender el hábito durante el tiempo de la sesión, de modo que la interacción entre terapeuta y paciente tenga lugar verdaderamente en el presente, en el aquí y ahora, combinando la intuición con el aprendizaje y la experiencia previa.

Entender el organismo como algo completo

Un rasgo distintivo del cuidado alternativo de la salud es el esfuerzo por comprender y tratar el organismo en su totalidad. Una debilidad especial de la medicina convencional es que se ocupa de síntomas concretos. Con frecuencia, en nuestra acelerada sociedad, un paciente quiere aliviar solamente un síntoma para poder volver a su vida normal. Ahora, nosotros comprendemos que este enfoque solo oculta el problema subyacente que el síntoma expresa.

Por ejemplo, en épocas de estrés, una persona puede sufrir un resfriado, mientras que otra podría venirse abajo por una gripe. Otra persona distinta podría ser vulnerable al insomnio o a un dolor de espalda recurrente. La medicina convencional proporciona sustancias que reducen el dolor, inhiben la producción de mucosidades, inducen al sueño o relajan los músculos.

Con estos medicamentos, el individuo puede seguir adelante, continuando con un modo de vida estresante, creándose una enorme deuda consigo mismo en términos de propensión a dolores y vulnerabilidad ante la enfermedad, y, finalmente, invitando al surgimiento de un colapso prematuro de las funciones corporales conforme envejece. Un comentario que hacen frecuentemente los que desdeñan los mensajes del cuerpo es: «No lo comprendo. Yo solía hacer esto sin problemas».

Cada enfermedad, molestia o dolor es un mensaje no verbal del plano celular u orgánico al consciente: «Presta atención, sé consciente de lo que estás haciéndote a ti mismo». Generalmente, después de un estrés prolongado o una lesión repetida, tiene lugar una grave enfermedad restrictiva. Si tratamos solamente el área más inflamada o restringida, dejamos de dirigirnos a la constelación total del tejido dañado con su propensión al daño o la enfermedad. Para que tenga lugar una sanación más completa, el terapeuta debe observar toda la información presentada por el cuerpo y enseñar al paciente a hacer lo mismo.

Otra forma habitual de abordar la enfermedad o la lesión consiste en preguntarse: ¿esto es físico o psicológico? Esta no es una pregunta que sirva de mucha ayuda. Se basa en nuestro deseo de obtener una respuesta simple a los problemas que nos perturban.

La existencia humana es más compleja que eso. Podemos diferenciar los aspectos fisiológicos, emocionales, mentales y espirituales de una persona. Sin embargo, somos uno, una unidad. Cada movimiento, cada accidente, cada alegría o descubrimiento tiene lugar en nuestra totalidad. Cada dolor de cabeza o de espalda, o cada enfermedad, tiene un componente físico y psicológico, y también espiritual, así como cualquier otro aspecto que seamos capaces de diferenciar. La sanación integral tiene lugar cuando el profesional y el paciente están abiertos a la información que aporta la persona en su conjunto.

La actitud del terapeuta en la evaluación debe ser de receptividad, apertura, incluso de curiosidad. La curiosidad admite que aún no conoce la historia completa, y está ansiosa por descubrir qué está ocurriendo. Individualmente, en realidad no existe una respuesta establecida sobre por qué ha aparecido un problema, qué lo ha provocado o cómo tratarlo.

El hecho de que no existan respuestas sencillas no es una dificultad, sino parte de la aventura de la práctica curativa. Si mantenemos una actitud de apertura y experimentación, el propio cuerpo nos indicará cómo proceder y qué es prioritario.

De nuevo, el respeto, la conciencia y la apertura a la hora de escuchar son la clave. Este libro pretende potenciar estas cualidades. En el capítulo 4 volveré al tema de la evaluación, basándome en la experiencia que hayas obtenido al desarrollar una sesión craneosacral completa.

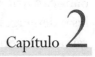

Liberación del cuerpo

Las estaciones de escucha nos proporcionan un marco de trabajo inicial para el tacto y la conciencia mutua necesarios en una sesión craneosacral. A medida que continúes, te sentirás animado a hacerte consciente de las distintas señales que emanan del tejido corporal: el ritmo craneosacral y cualquier otro movimiento o energía que percibas. Ahora, trabajaremos más intensamente con una serie de posturas a lo largo del torso y el cuello mientras mantenemos esta actitud de amplia conciencia, respeto y curiosidad.

LIBERACIÓN TERAPÉUTICA

La liberación es, sencillamente, la relajación de la constricción en el músculo y el tejido conectivo. La liberación de la constricción permite que el cuerpo restablezca un equilibrio más natural entre sus partes, lo que provoca una relajación de la presión en las articulaciones. La liberación permite un flujo saludable de impulsos nerviosos, fluidos y energía entre las diferentes zonas del organismo.

La liberación terapéutica tiene lugar cuando el tejido que contiene la impronta de una lesión o aflicción pasada se libera de esa huella para poder abarcar un rango de funcionamiento más completo. La «memoria del tejido» es un término que los terapeutas han forjado para explicar un conjunto de experiencias y suposiciones. Algunas lesiones regresan incluso cuando parece que ya han sanado; generalmente, se pone como ejemplo las lesiones del cuello o la mandíbula. Ciertas enfermedades tienden a ser recurrentes: algunas personas sufren más resfriados que otras, algunas padecen dolores de cabeza, otras son propensas a las molestias estomacales. Tanto las lesiones como las enfermedades tienden a aparecer con más frecuencia durante los periodos de mayor estrés. El agotamiento físico también parece desencadenar patrones crónicos de restricción o enfermedad. La dolencia no es aleatoria, sino específica de cada individuo.

Las emociones están con frecuencia asociadas a los efectos crónicos de la enfermedad o lesión. Cuando enfermamos o sufrimos dolor, podemos sentirnos tranquilos o agitados, esperanzados o desesperados. Durante el trabajo corporal, cuando cesa el patrón de dolor o malfuncionamiento, podemos experimentar a menudo un recuerdo o una fuerte emoción similar a los que experimentamos cuando la enfermedad o la lesión tuvieron lugar por primera vez. El hecho de ser tocado en un lugar concreto, como el cuello o las piernas, o de colocar el cuerpo en una posición determinada, puede desencadenar el recuerdo y la emoción.

Aquí tienes un ejemplo: cuando hacía turnos con mis compañeros estudiantes en nuestras sesiones de entrenamiento craneosacral, trabajé con una mujer a la que, en determinado momento, le sostuve el sacro con una mano y la nuca con la otra. Comenzó a sentirse incómoda y, entonces, recordó vívidamente un accidente de coche que había tenido lugar hacía un año o más. Se sentía confusa, porque había sanado bien de sus heridas en la cara y la cabeza, y aparentemente había dejado atrás todo aquello. Sin embargo, cuando experimentó de nuevo la emoción del accidente, emergió un aspecto olvidado de él. En el momento del impacto, su hijo gritó. Mientras la mujer se veía propulsada hacia delante, se sintió impotente y extremadamente preocupada por su hijo. Al final, resultó que el niño no estaba herido y durante la recuperación olvidó aquella parte de su experiencia. Aquella breve intervención durante la sesión le permitió volver a aquel momento y liberar un sentimiento de ansiedad e impotencia que, de algún modo, había persistido por debajo del plano consciente.

¿Cómo puede conservar el tejido la huella de una experiencia pasada? Aunque no podemos comprenderlo completamente, hay muchos mecanismos a través de los cuales, basándose en la experiencia, el cuerpo «aprende» o se adapta. Un modo de hacerlo es a través del sistema inmunitario. Cuando una sustancia extraña invade el tejido corporal, se produce un complejo conjunto de cambios en los sistemas sanguíneos, endocrino y linfático. Ciertas sustancias concretas se modifican para neutralizar el efecto de la sustancia extraña. Además, el cuerpo produce otras sustancias que se almacenarán para poder reaccionar con mayor rapidez si surge una amenaza similar en el futuro.

Hay otro mecanismo que actúa en las terminaciones nerviosas. Cuando un conjunto concreto de estímulos afecta a una terminación nerviosa, se producen sustancias químicas que preparan al nervio para reaccionar más rápidamente cuando vuelvan a originarse situaciones similares.

Estos ejemplos no explican totalmente la complicada experiencia de la memoria del tejido. Sin embargo, son indicadores de la capacidad del cuerpo para aprender de la experiencia y almacenar información compleja en el plano celular y tisular.

INDICIOS DEL PROCESO DE LIBERACIÓN

El sistema protector del cuerpo abarca los músculos, los ligamentos, las fascias y el resto de los tejidos conectivos. Puede experimentarse como dolor, limitación del movimiento o funciones orgánicas restringidas. Tanto la constricción como la liberación tienen lugar a muchos niveles. Los recuerdos, las imágenes y las emociones con frecuencia están conectados a aspectos fisiológicos. La limitación o incomodidad que sentimos en una zona concreta es parte de una imagen más amplia que se corresponde con la adaptación protectora del organismo ante un trauma o estrés.

Cuando trabajamos con un paciente, aprendemos a reconocer las señales de cambio en el tejido y en el patrón de fluidez o congestión que se manifiesta en su cuerpo. Cuando tocamos con respeto y apoyo, los músculos y el tejido conectivo liberan y reequilibran la energía acumulada. Son muchas las señales que indican que el cuerpo se halla en un proceso interno de liberación. Entre ellas están las siguientes:

- Relajación del músculo o ligamento.
- Micromovimientos del tejido suave o el hueso.
- Liberación de la energía, que experimentamos como calor.
- Sensaciones incómodas en la mano del terapeuta como calor excesivo, picor, insensibilidad o electricidad.
- Cambios en el patrón de respiración; puede ser cualquier cosa, desde un pequeño cambio de frecuencia hasta un bostezo o suspiro.
- Sonidos en el vientre debido al aumento del tono intestinal y la movilidad.
- Movimientos oculares tras los párpados cerrados.
- Parpadeo rápido con los párpados cerrados.
- Una pulsación bajo la mano o los dedos del terapeuta que puede sentirse como el pulso cardíaco, pero que, a diferencia de los latidos del corazón, se incrementa, tiene picos de actividad y se disipa: es el *pulso terapéutico*.
- Una oleada de emoción.
- Una oleada de dolor físico.
- Una sensación que parece pertenecer a otro momento o lugar.
- Movimientos o torsiones involuntarios del cuerpo.
- Un profundo silencio a todos los niveles de percepción.
- Una pausa en el ritmo craneosacral.

Todas estas señales nos muestran que está ocurriendo o ha ocurrido algo. Los músculos y el tejido conectivo parecen experimentarlo abandonando la hipertonía, modificando y equilibrando el nivel acostumbrado de actividad. En el cuerpo, nada ocurre aisladamente. Cualquier cambio tiene un gran alcance y afecta a otras partes. Por tanto, un gran proceso de liberación afecta no solo a un músculo, articulación o ligamento, sino también a las redes interactivas de tejido, recuerdos y emociones.

Terapeuta y paciente pueden experimentar diferentes aspectos del proceso de liberación. Por ejemplo, el segundo puede sentir relajación o distensión, mientras que el primero tal vez note un breve dolor en la mano, o que el paciente ha suspirado. Después de la liberación, el tejido permanece más relajado y vivo.

Experimentamos el proceso de liberación como una onda. Es decir, percibimos una serie de indicios que alcanzan su cenit y, después, la sensación disminuye. Esto diferencia la liberación de una intensificación de síntomas. Si alguna sensación de calor, intensa energía, dolor o emoción se incrementa hasta alcanzar un pico y persiste, eso significa que el tacto habrá desencadenado una intensificación de los síntomas, no una liberación. En tal caso he de apartarme lentamente. Mi movimiento no debe ser brusco, sino suave. Entonces, tengo que buscar una posición que apoye y potencie al flujo sin desencadenar el síntoma.

RESPONDER A LA LIBERACIÓN

¿Hay algo concreto que un terapeuta pueda hacer o decir cuando tiene lugar una liberación? Esta es una pregunta crucial. Es importante darse cuenta de que, generalmente, no necesitamos realizar un cambio en lo que hacemos o decimos cuando notamos una liberación. En lugar de eso, debemos continuar tranquilamente; mantener el contacto y una actitud de respeto, conciencia y apoyo.

La conciencia es la percepción complementaria de nosotros mismos y del paciente que renovamos en cada sesión. Escucha, nota y presta atención a todo lo que el paciente manifieste y a todo lo que te suceda a ti en ese momento. Sé especialmente consciente de la incomodidad, física o emocional, o de los recuerdos o miedos basados en tu propias experiencias. Sé consciente de cualquier impulso de apresurarte o de simplificar el proceso para tu paciente. Por otra parte, si el proceso se vuelve más intenso, advierte si existe un deseo complementario de terminar la sesión tan pronto como sea posible.

En lugar de compartir tu visión y experiencia personal, o escapar, este es el momento de aclararte y centrarte. Permanece tranquilo y solícito, muévete con el paciente, pero no intentes influenciar en la velocidad o dirección de la liberación. Frases sencillas como: «¿Qué tal estás?» o «Intenta describir lo que está ocurriendo» podrían ayudar al paciente a reconocer su experiencia expresándola verbalmente. La tranquilidad del terapeuta puede ser tan poderosa y reafirmante como las palabras.

A veces, los terapeutas solicitan revelaciones verbales o hacen preguntas claves basadas en su propia experiencia. El flujo emocional puede ser bastante impresionante y llegar a complacerlo secretamente. No obstante, no hay evidencia alguna de que una liberación de este tipo sea más profunda o beneficiosa que otra con una apariencia más tranquila.

En lugar de eso, el objetivo más eficaz es establecer un entorno de seguridad, protección y respeto en el que el paciente se sienta libre para explorar las fuentes de su dolor y restricciones, y liberarlas en el momento y lugar apropiados.

El cambio interior y el equilibrio pueden continuar durante horas o días después de una sesión. Los cambios son más sólidos y perdurables cuando tienen lugar como parte de un proceso orgánico de redescubrimiento, y no como un reflejo del deseo de la sociedad contemporánea de ver resultados rápidos.

¿El paciente está dispuesto a ahondar en algún tema que sea abrumador para él mismo o para el profesional? La experiencia demuestra que, cuando el terapeuta es atento y respetuoso tanto consigo mismo como con el paciente, este estará preparado para cualquier liberación que pueda producirse. Confía en ello, sin intentar influenciar en el proceso.

En el Apéndice II se ofrecen notas adicionales sobre el diálogo verbal entre el terapeuta y el paciente.

¿Por qué comenzar por el tronco?

En la introducción de este libro se describe el sistema de fascias, o de tejido conectivo. La fascia se extiende de un modo tan complejo a través de todo el organismo que un patrón de tensión en cualquier zona afecta al equilibrio de todo el sistema. Vemos tal adaptación cuando una persona sufre dolor crónico en una rodilla o en la cadera. Cuando el cuerpo cambia y se adapta al dolor o a la desalineación, el músculo y el tejido conectivo encuentran una nueva armonía. Se modifica la postura para preservar el funcionamiento. De este modo, el paciente, frecuentemente, encuentra alivio en la mandíbula o el rostro cuando la pelvis se libera. Y a la inversa, cuando los huesos y la fascia de la cabeza se liberan, se produce una disminución de la tensión en la parte baja de la espalda.

Debido a que las mayores desalineaciones se extienden hacia arriba, desde la parte inferior del cuerpo y las extremidades hasta la parte superior de la espalda y el cuello, es más seguro comenzar por el tronco, y después moverse hacia el cuello y la cabeza. Incluso cuando se ha producido una herida en la cabeza, es más prudente examinar y tratar el tronco antes de dirigirnos a esta. Una vez que se ha trabajado el tronco, disponemos de una plataforma más estable para apoyar la liberación del cuello y la cabeza.

Los diafragmas

En el tronco centraremos nuestros esfuerzos principalmente en aquellas zonas en las que hay una gran cantidad de tejido conectivo y músculo cruzando los ejes verticales. Estas zonas reciben el nombre de *diafragmas* por su capacidad para ofrecer una contención flexible a los movimientos y flujo internos —el hueso hioides no es estrictamente un diafragma, aunque se incluye aquí por su importancia en el alivio de las restricciones del cuello y la garganta—. Los puntos de liberación son:

1. El suelo pélvico, en la base del torso.

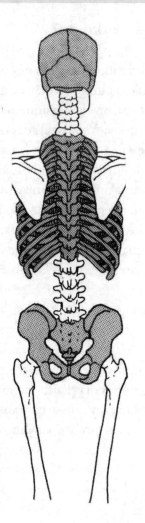

Ilustración 16. Estructura del esqueleto.
El sombreado resalta el cambio en la forma del esqueleto de una estructura amplia a una esbelta columna. La liberación craneosacral se emplea en cada uno de estos puntos de transición.

2. El diafragma respiratorio, formado por el músculo principal de la respiración.

3. La apertura torácica, el lugar donde el cuello se encuentra con el torso.

4. El hueso hioides, en la garganta.

5. La base craneal, donde el cuello se une con la cabeza.

En cada uno de estos puntos, se produce de forma natural un cambio drástico en la constitución del esqueleto y su función. En ambos extremos del cuello, una larga y compleja estructura ósea se une a la delgada columna. De nuevo, en los dos extremos de la columna lumbar, en la parte inferior de la espalda, una robusta, aunque única, columna de huesos unidos amplía y completa las estructuras óseas. Obviamente, estas uniones están sometidas a fuerzas excepcionales.

La columna está constituida por tres secciones, según su función y composición: una delgada línea de huesos que forman el cuello (columna cervical), otra más robusta en el pecho (columna torácica) y una tercera más sólida en la parte baja de la espalda (columna lumbar).

Dándole forma al cuello y sujetando la cabeza, hay siete vértebras cervicales, con los nombres de C1 a C7 en orden descendente. En el pecho (tórax), doce vértebras torácicas proporcionan una columna estructural para la unión de las costillas y la sujeción de los órganos. Se clasifican con los nombres de T1 a T12. La columna lumbar está compuesta por cinco vértebras lumbares, de la L1 a la L5. Esta última vértebra, la L5, se une con el sacro.

Las vértebras de todas las secciones son similares. Un cuerpo ovalado, achatado en la parte superior e inferior, proporciona una superficie capaz de soportar un gran peso, amortiguada por un disco de cartílago. Tras este cuerpo hay una estructura ósea que forma una abertura, como un anillo, que ofrece una entrada protectora a la médula espinal. La duramadre, la gruesa membrana que reviste la bóveda, forma un tubo a su paso por la larga abertura (foramen magnum) en el occipucio. Este conducto dural se extiende por el canal creado por estas aberturas anilladas, pasando por toda la columna vertebral hasta el sacro.

A los lados y en la parte posterior de cada vértebra hay unas extensiones llamadas *procesos*. Los procesos transversos y espinosos proporcionan uniones para los músculos y ligamentos, y establecen el rango de movimiento entre las vértebras.

Durante las siguientes sesiones, tu paciente se acostará boca arriba en una mesa cómoda. Utiliza una silla o banqueta para moverte fácilmente alrededor de la mesa. Tu sensibilidad y efectividad se verán potenciadas si puedes sentarte cómodamente con las piernas extendidas bajo la mesa.

Ten a mano una almohada u otro elemento de apoyo suave para que puedas colocarlo bajo las rodillas del paciente si es necesario. Una

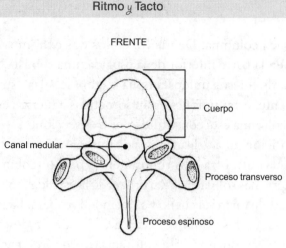

FRENTE

Cuerpo

Canal medular

Proceso transverso

Proceso espinoso

ESPALDA

Ilustración 17. Una vértebra típica vista desde arriba.
El cuerpo oval soporta el peso de toda la columna. Los procesos vertebrales se extienden hacia fuera, proporcionando tanto movimiento como estabilidad al ofrecer una superficie para la unión del músculo. Estas vértebras se conectan entre sí a través de los discos fibrosos. En el interior de estas estructuras hay un espacio vacío para el canal medular.

manta ligera podría resultar útil, ya que algunos pacientes sienten bastante frío cuando se relajan durante la sesión.

1. LA PELVIS

La pelvis forma un cuenco que contiene y protege los órganos de la parte inferior del torso: los órganos digestivos, excretores y sexuales. El cuenco está formado por el sacro y el cóccix, al final de la columna vertebral, y los grandes huesos de forma irregular de la cadera, a ambos lados.

Los huesos de la cadera se curvan proporcionando huecos a ambos lados para las piernas, y se unen en la sínfisis púbica. Esta unión es flexible gracias a una almohadilla de cartílago que amortigua la unión de los huesos púbicos en el centro de la parte delantera inferior.

A cada lado del sacro hay una superficie amplia e irregular, o faceta, que se encuentra con el hueso de la cadera en la articulación sacroilíaca. Todo el peso de la columna vertebral y de la parte superior del cuerpo se transmite a las caderas y a las piernas a través de estas

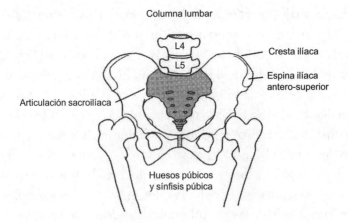

Columna lumbar

L4
L5

Articulación sacroilíaca

Cresta ilíaca

Espina ilíaca
antero-superior

Huesos púbicos
y sínfisis púbica

Ilustración 18. Los huesos de la pelvis.
Unidos al sacro, que se muestra sombreado, los huesos de la cadera (ilion) se
extienden hacia fuera y se curvan hacia delante para formar un cuenco. La superficie
superior del sacro soporta la vértebra inferior de la columna lumbar. Las piernas
encajan en los huecos a cada lado (ver también la ilustración 24a).

articulaciones. Una densa red de ligamentos enlaza con fuerza el sacro y el ilion.

Es sencillo palpar estos detalles en uno mismo. Lleva las manos a ambos lados de la cintura y deslízalas hacia abajo, de modo que se apoyen en la parte superior curvada de los huesos de la cadera. Esta superficie superior es la cresta ilíaca. Deslízate hacia delante por la cresta y podrás sentir un punto, la parte más sobresaliente de las caderas. Es la llamada espina ilíaca antero-superior (EIAS). Desliza los dedos hacia abajo, en dirección al centro, y encontrarás el borde superior del hueso púbico, que cruza la parte inferior del abdomen. Investiga cuidadosamente la amplitud de este hueso, a ambos lados de la región genital.

Vuelve a subir las manos hasta la cintura y la cresta ilíaca. A continuación, sigue la cresta hacia atrás, donde se encuentra con los huesos y la musculatura de la columna lumbar. Si bajas las manos directamente por el centro de la espalda, podrás sentir los nudos redondeados de los procesos espinosos, extendiéndose detrás de cada vértebra. Donde parece que pierdes la cresta ilíaca, palpa directamente hacia abajo a ambos lados. Nota las líneas verticales irregulares de la articulación sacroilíaca donde cada hueso de la cadera se encuentra con el sacro. Entonces, coloca la mano directamente entre esas uniones. Con los dedos hacia abajo, tu mano puede explorar y hacerse una idea de la forma del sacro, un triángulo invertido que termina en el cóccix.

En la parte superior del sacro hay una amplia superficie que se une con el hueso inferior de la columna lumbar: la quinta vértebra lumbar. Acuéstate de lado para relajar los músculos, palpa de nuevo la cresta ilíaca y síguela hacia la espalda. Advierte que, entre el final de esta (espina ilíaca antero-superior) y la columna lumbar (espina dorsal), hay un espacio. Las caderas se elevan a cada lado sobre la unión del sacro y la columna lumbar. Localiza el sacro de nuevo, entre las articulaciones sacroilíacas. Percibe la diferencia entre la superficie plana y unida del sacro y las protuberancias redondeadas de los procesos espinosos de las vértebras lumbares. Flexiona la parte inferior del cuerpo y siente el movimiento de los procesos espinosos en relación con los demás y el sacro.

La médula espinal pasa hacia abajo por un canal de la columna vertebral, distribuyendo las fibras nerviosas a los distintos órganos del cuerpo a través de la abertura de las vértebras. Las últimas fibras

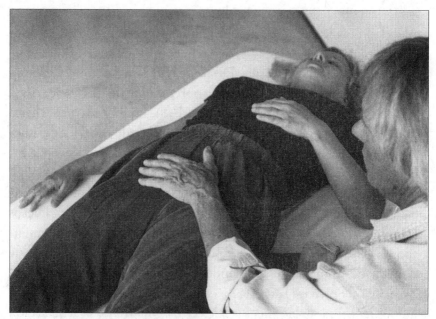

Ilustración 19. Liberación del diafragma pélvico.
Los dedos de una mano, en contacto con el sacro; la otra mano se
apoya en la parte baja del abdomen, sobre el hueso púbico.

nerviosas continúan a través del canal situado en la quinta vértebra lumbar y se distribuyen a través de las aberturas del sacro.

El propio sacro surge como una serie de cinco huesos separados por discos. Durante la tercera década de la vida del individuo, en la veintena, estos huesos se fusionan y forman una unidad rígida.

Las uniones del sacro son complejas e inusuales. La articulación lumbosacra soporta la mayor parte del peso de la columna y del cuerpo. Por ello, es la mayor de todas las articulaciones espinales, y es vulnerable a la excesiva presión y al movimiento lateral.

Unido al final del sacro se halla el cóccix, una especie de mini sacro, compuesto por tres o más segmentos fusionados de pequeño tamaño. Es un importante punto de unión para los músculos y ligamentos que conforman el diafragma pélvico, y constituye una base flexible para todo el torso.

El diafragma pélvico

Si el torso estuviera cerrado en la base, como una sección de una pelota de goma, las fuentes de estrés serían mucho más sencillas de identificar. Sin embargo, el diafragma pélvico está estructurado para ofrecer aberturas y albergar los órganos relacionados con la excreción, la sexualidad y el parto. En nuestro contexto social, estas estructuras y funciones están asociadas con la esperanza, el miedo, el placer, el dolor y la vergüenza. Debido a la fuerza de las experiencias emocionales que se concentran en esta zona, la fascia contiene energías que influyen en el funcionamiento, la alineación y la energía que fluye a través de la pelvis.

Nuestro propósito aquí es liberar tensiones innecesarias almacenadas en los suaves tejidos que conectan y contienen estas estructuras y órganos. Esto liberará presiones excesivas en las estructuras óseas, permitiendo un rango de movimiento más libre y un ajuste más adecuado.

La pelvis, con su centro de presiones físicas desde las piernas y el tronco, y su centro de presiones emocionales y sociales, está expuesta a complejos patrones de dolor. A pesar de ello, nuestro trabajo es sencillo: proporcionar una energía de apoyo no invasiva, facilitando la liberación apropiada para ese momento.

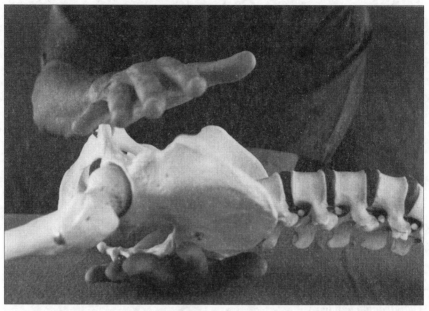

Ilustración 20. Liberación del diafragma pélvico: una vista del esqueleto.
Nos colocamos frente a la cadera izquierda. La mano izquierda del terapeuta está en el sacro, parcialmente oculto por los huesos de la cadera. La mano derecha está extendida sobre la parte baja del abdomen, entre los huesos de la cadera, rozando levemente el hueso púbico.

Siéntate cerca de la cadera del paciente. Con su ayuda, desde el costado, coloca la mano que tengas más cerca de su cabeza bajo su cadera, de modo que los dedos toquen el sacro. Es posible que primero desees encontrar el sacro en ti mismo, o en tu paciente, mientras aún estás de pie. Siente cómo la mano se adapta a los huesos y la carne, de modo que el contacto resulte más cómodo tanto para ti como para tu paciente.

Coloca la otra mano, la que se encuentra más cerca de los pies del paciente, sobre la parte baja de su abdomen. Suavemente, muévela hacia abajo, hasta que el borde de la palma se apoye sobre el hueso púbico. Aplica una presión suave y sutil, como hiciste en las estaciones de escucha.

Deja que tus brazos y hombros se relajen. Respira tranquilamente. Manteniendo una amplia conciencia, sintoniza con tu paciente y contigo mismo. Sé consciente de lo que sientes en las manos, así como en los brazos y el tronco.

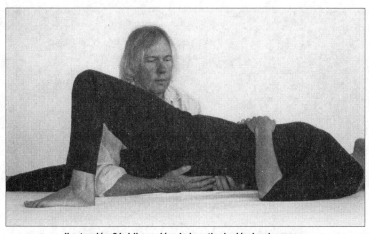

Ilustración 21. Liberación de la articulación lumbosacra.
Una mano en contacto con el sacro, tocándolo desde abajo. Los dedos de la otra mano estabilizan la última vértebra lumbar. Nota: el paciente tiene los pies apoyados en la mesa para elevar el sacro. Para la liberación, bajará las piernas.

Puedes percibir áreas de tensión, relajación, calor, fluidez o dureza. Puedes percibir cualquiera de los indicios de liberación de un tejido con cualquier mano.

En tus primeras prácticas de este tipo no necesitas intentar conseguir nada. Permanece abierto e inquisitivo: crea en ti una actitud de descubrimiento. Permanece así algunos minutos hasta que hayas percibido alguna sensación de conexión, movimiento o liberación terapéutica. Entonces, retira suavemente el contacto.

La articulación lumbosacra

Nuestro propósito es liberar cualquier tensión o presión entre el sacro y la última vértebra lumbar, especialmente entre la S1 y la L5. Esta es una fuente muy común de incomodidad y movimiento restringido en la parte baja de la espalda. Trabajar en esta zona puede ofrecer al paciente una tremenda sensación de alivio.

Siéntate frente a la cadera del paciente, con el brazo que esté más cerca de sus pies apoyado sobre la mesa y extendido hacia arriba para que la mano pueda hacer contacto con el sacro. Hay dos modos de hacer esto. El primero, entre las piernas, requiere tener brazos largos y puede resultar perturbador para algunos pacientes. No obstante, proporciona la sensación más clara del sacro y del tejido que lo rodea.

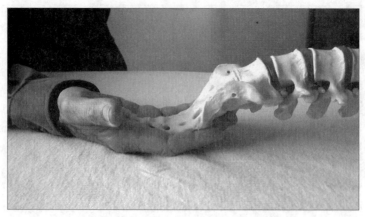

Ilustración 22. Contacto con el sacro.
Esta vista del esqueleto muestra la mano derecha en contacto con el sacro y el tejido que rodea la base pélvica (los huesos de la cadera no están representados). Alcanzando el sacro desde abajo, la mano puede sentir el ritmo craneosacral con mayor claridad. La mano no toca el sacro completamente, porque entonces elevaría la pelvis y comprimiría el tejido cercano. Es preferible que el contacto con el sacro se haga solo con los dedos.

Esto está representado en la ilustración 21. La segunda, en diagonal desde el lateral, es mucho más sencilla para el terapeuta y puede resultar menos molesta para muchos pacientes.

En la primera modalidad, pídele al paciente que doble la rodilla que está más alejada de ti y que apoye el pie sobre la mesa para elevar el sacro. Cuando haga esto, coloca el brazo entre sus piernas y toca el sacro con los dedos de esa mano. El paciente bajará entonces la pierna y se colocará como se encuentre más cómodo.

Para la segunda modalidad, apoya las rodillas del paciente sobre un cojín. Esto elevará la parte superior de las piernas, de modo que podrás deslizar el brazo bajo la pierna más cercana para alcanzar el sacro, casi del mismo modo que en el ejemplo anterior. El paciente puede ayudarte girando las caderas ligeramente mientras colocas la mano. Tratad de buscar la mayor comodidad y sensación de contacto para los dos.

Prueba ambos estilos para averiguar cuál funciona mejor para ti. Cuando te sientas cómodo, sea cual sea la modalidad que emplees, será el momento de colocar la otra mano.

Nuestro objetivo es contactar con las últimas vértebras lumbares, en concreto con la cuarta y quinta. Con la mano que tienes libre, siente la cadera del paciente y nota hasta qué altura se eleva el hueso.

La parte superior del sacro está un poco más abajo, en el centro de la espalda. Usando la cadera como guía, desliza la mano libre bajo la espalda del paciente hasta que puedas sentir las protuberancias de los procesos espinosos, es decir, las extensiones posteriores de las vértebras espinales, con las puntas de los dedos.

Cuando contactes con el sacro del paciente, recuerda la palpación de esta zona que realizaste en tu propio cuerpo. Con los dedos, nota la superficie plana del sacro entre las líneas irregulares de las articulaciones sacroilíacas y la transición sobre los procesos espinosos con el músculo de cada uno de los lados.

Cuando adviertas la ubicación de la última vértebra lumbar, la L5, busca el segmento superior del sacro, la S1, y mantén el contacto con la vértebra lumbar inferior. Haz un contacto claro y consciente con las protuberancias de los procesos espinosos a través del tejido intermedio. Generalmente, este contacto ya es suficiente para realizar el siguiente procedimiento.

Nota el ritmo craneosacral del sacro, mientras este se mueve hacia abajo, se inclina hacia dentro en el extremo (cóccix) y vuelve. Conscientemente, potencia este movimiento, en especial el que se dirige hacia abajo. Lo conseguirás con la intención, más que con la presión. Cuando tu mano sintonice con el ritmo del sacro, piensa en

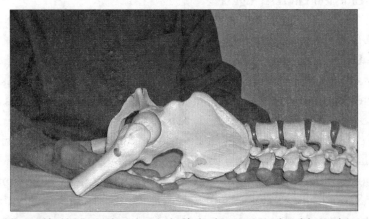

Ilustración 23. Liberación de la articulación lumbosacra: una vista del esqueleto.
Con la mano derecha en contacto con el sacro, siente el ritmo craneosacral, mientras los dedos de la mano izquierda estabilizan las vértebras lumbares tercera, cuarta y quinta. Nota: cuando el terapeuta se sienta a la derecha del paciente, se invierte el sentido.

apoyar el movimiento hacia abajo. Advierte qué ocurre entre la mano y el sacro.

En el momento en que sientas una liberación en la sutil dirección de este movimiento, observa las sensaciones alrededor de la coyuntura L5/S1. ¿La L5 se mueve con el sacro, o hay una sensación de flexibilidad entre ambos? Tu objetivo es la flexibilidad.

Sin alejar la atención del ritmo, piensa que tu mano está estabilizando la columna lumbar. Esto puede provocar un ligero incremento de la presión o una mayor sensación de contacto. La fuerza debe ser muy ligera. Mantente así durante un par de ciclos del ritmo craneosacral, mientras sigues y potencias el movimiento del sacro con la otra mano. Después, detente en ese lugar y observa.

Puede que notes algunos de los signos de liberación terapéutica descritos en el capítulo 2. El ritmo craneosacral puede detenerse durante un momento, mientras el proceso de liberación tiene lugar. Es posible que el tejido suave y las articulaciones logren un nuevo equilibrio. Simplemente, mantente en la misma posición durante este proceso, o hasta que el ritmo se reanude.

A veces, se puede percibir cierta liberación o vibración de energía, pero, en cuanto el ritmo se reanuda, la columna lumbar parece estar unida al sacro con la misma tensión de antes. En ese caso, déjalo así. Es solo un comienzo. El siguiente procedimiento ayudará a liberar esa conexión tan restringida.

Las articulaciones sacroilíacas

Una red de tejido conectivo fibroso muy denso cruza la articulación sacroilíaca para unir el hueso de la cadera al sacro. Además, hay fuertes músculos que conectan la cadera a las vértebras lumbares inferiores. Cuando la rigidez en la parte baja de la espalda es considerable, este conjunto de músculos y ligamentos mantiene estas articulaciones unidas con fuerza. Nuestro propósito es restaurar la flexibilidad y el rango de movimiento en este grupo de articulaciones y conexiones.

Sentado junto al paciente, puedes mantener la mano allí donde estaba, tocando el sacro desde abajo. Con la otra mano, busca las protuberancias anteriores de los huesos de la cadera, la EIAS. Coloca los dedos de esa mano en el punto más alejado y toca el más cercano con

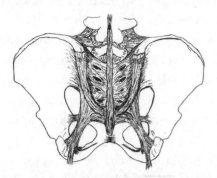

Ilustración 24a. Unión del ligamento en la pelvis. Este gráfico representa la densa red de ligamentos que aseguran el ilion con el sacro a ambos lados, visto desde atrás. Bandas continuas de tejido conectivo suben hasta la columna vertebral y bajan a los isquiones.

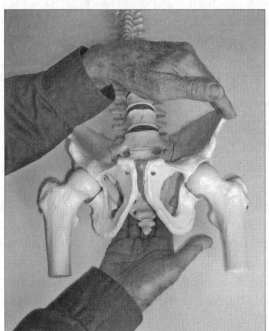

Ilustración 24b. Liberación de las articulaciones sacroilíacas. Vista desde abajo, mirando hacia arriba sobre el hueso púbico hasta el sacro y la columna lumbar (S1/L5). Una mano hace contacto con el sacro desde abajo, como se ha mostrado en las dos fotografías precedentes. El otro brazo pasa sobre las protuberancias anteriores de los huesos de la cadera. En la liberación tradicional, este brazo aplica un ligero impulso hacia dentro a ambos lados, ayudando a que las articulaciones se liberen allí donde los huesos se curvan hacia atrás para unirse con el sacro (ver además la ilustración 18).

el antebrazo. Cuando establezcas contacto a ambos lados, usando el antebrazo y los dedos, arquea el brazo sobre el vientre. ¿Estás cómodo? Cambia de postura si eso te ayuda.

Nota el ritmo craneosacral mientras los puntos superiores de la cadera se expanden hacia fuera y se contraen. A continuación, se describe la forma de liberación tradicional. Mientras trabajas en armonía con el ritmo craneosacral, o con cualquier otra energía que notes, acerca suavemente las dos protuberancias de la cadera (la EIAS) entre sí. La intención de este movimiento es hacer rotar los huesos de la cadera alrededor de un eje central, de modo que las articulaciones sacroilíacas de la espalda del paciente se expandan y relajen.

Mientras pones tu presencia y energía, sigue el movimiento que sientas, incluso si al principio es en dirección opuesta a lo aquí descrito. Sé consciente de cualquier indicio de liberación terapéutica alrededor del sacro. Este procedimiento puede liberar limitaciones en una amplia zona situada en torno a este hueso, incluyendo la unión entre él y la columna lumbar.

A menudo, me resulta más sencillo potenciar la liberación de cada lado por separado. Con una mano detrás del sacro, llevo la otra a un lado de la cadera, adaptándome al contorno del cuerpo. Allí, observo y sigo las señales del proceso de liberación. Cuando esa zona se queda tranquila y relajada, llevo la mano al otro lado de la cadera y repito el proceso.

Cuando sientas el movimiento de las caderas más relajado y libre, el trabajo habrá terminado. Suavemente, retírate y prepárate para cambiar de posición y colocarte junto al torso del paciente.

2. EL PLEXO SOLAR

Si te mueves hacia arriba desde la zona pélvica, verás que el extremo superior de la columna lumbar (L1) se une con la duodécima vértebra torácica (T12). Los doce huesos de las costillas se unen y se extienden desde cada una de las doce vértebras torácicas, encontrándose en el centro del pecho para formar una estructura que proporciona estabilidad, protección y flexibilidad alrededor de los órganos de la parte superior del torso.

El pliegue elástico y recio de músculo que forma el diafragma respiratorio proporciona una separación física entre las partes inferior y superior del torso. Inmediatamente encima se hallan los lóbulos de los pulmones. Debajo, el estómago, el bazo, el hígado, los riñones, el intestino delgado transverso y el plexo solar, un enorme conjunto de nervios que ofrece apoyo a los órganos abdominales. La traquea y el esófago, así como las numerosas ramificaciones de los sistemas

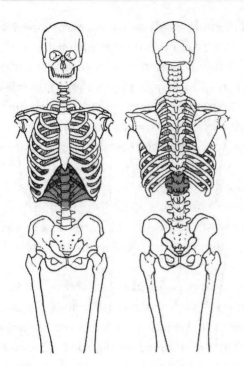

Ilustración 25. El diafragma respiratorio y el plexo solar. Sombreado en la ilustración de la vista frontal, se muestra el diafragma respiratorio, unido a las costillas inferiores y las vértebras lumbares superiores. La mano se coloca cerca del centro de la zona sombreada, con los dedos sobre las costillas inferiores. En la ilustración de la vista trasera se muestra sombreada la articulación torácica-lumbar (T12/L1), el punto de la parte posterior del cuerpo del paciente que la mano del profesional sostiene.

nerviosos y circulatorios, pasan a través de unas aberturas especiales en el diafragma.

El diafragma respiratorio se une a las costillas inferiores y se extiende hacia arriba cuando está en reposo. Durante la inhalación, el músculo se contrae o se tensa, bajando. La presión se reduce en el interior de la cavidad torácica y los pulmones, provocando que el aire entre en estos. Simultáneamente, la contracción del diafragma presiona hacia abajo la parte inferior del torso, incrementando la presión interna. El vientre se hincha. En cada inhalación, la presión interna ayuda al retorno hacia arriba de la sangre venosa y la linfa.

La zona alrededor del diafragma respiratorio es sede de muchas funciones corporales importantes y constituye una encrucijada de energía física. La experiencia humana ha atribuido muchas cualidades a esta región: fortaleza y vulnerabilidad, coraje y cobardía. Esto se ve reflejado incluso en nuestro lenguaje: hablamos de tener entrañas o no tenerlas; de sentir algo como una patada en el estómago, o de tomar aliento antes de hacer algo.

El miedo y la ansiedad, a menudo, se sienten en la parte superior del abdomen como una opresión en el estómago y una tensión en la respiración. Socialmente, nos animan a contraer el estómago y sacar pecho, incluso a expensas de la respiración. Una experiencia de miedo o ansiedad, sobre todo en un contexto social, puede contribuir a una contracción visceral. Esto puede experimentarse como dolor de estómago recurrente, dificultad para respirar o tendencia a contener el aliento cuando se está en situaciones de estrés.

La limitación de la fascia y de las funciones orgánicas alrededor del diafragma respiratorio impone un estrés añadido a la unión T12/L1, donde la amplia estructura ósea del pecho se encuentra con el abdomen abierto, apoyado únicamente por la columna de vértebras lumbares.

Para palpar esta zona en ti mismo, comienza colocándote las manos en las costillas inferiores, con los dedos casi tocándose por delante. Investiga el margen inferior de las costillas y la transición hasta la parte superior del vientre. Suavemente, explora la zona suave que se encuentra bajo las costillas. ¿Qué profundidad puedes alcanzar sin notar incomodidad? Dobla los dedos y palpa cuidadosamente bajo el borde inferior de las costillas. Con las puntas de los dedos, puedes notar la densa masa del hígado, en el lado derecho.

Investiga la diferencia que notas al tocar entre la estructura de las costillas y el abdomen. Percibe esa sensación de presión directamente en el centro, bajo las costillas, donde se ubica el plexo solar.

A continuación, desliza las manos hasta los costados y la parte de atrás, recorriendo el margen inferior de las costillas hasta la columna. Palpa tu propia columna sintiendo las protuberancias de los procesos espinosos. Nota los cambios de alineación en la transición desde la columna torácica hasta la lumbar. Esta es la zona en la que apoyarás una mano en el siguiente procedimiento.

Nuestro propósito es ayudar a liberar las restricciones que limitan el flujo y el completo funcionamiento de esta zona. Hay que concentrar la atención principalmente en la unión entre la T12 y la L1, aliviando la excesiva presión y restaurando una alineación más funcional.

Siéntate frente a la parte superior del abdomen del paciente con las piernas bajo la mesa. Coloca la mano que tienes más cerca de la

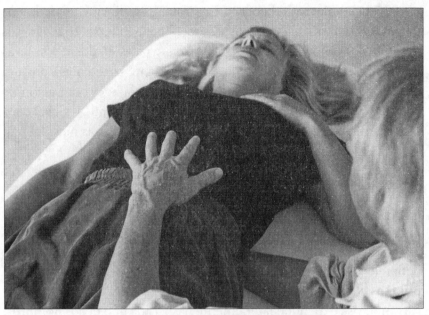

Ilustración 26. Liberación del diafragma respiratorio.
Una mano hace contacto con la columna en la parte inferior de la estructura de las costillas (T12/L1). La otra mano se apoya sobre la parte superior del abdomen, con las puntas de los dedos hacia las costillas.

cabeza del paciente bajo su espalda, de modo que se extienda hasta la unión de la T12/L1. Modifica la postura hasta que ambos os sintáis cómodos con ella.

Coloca la mano con los dedos extendidos sobre la parte superior del abdomen. Las puntas de los dedos deben alcanzar las costillas inferiores, mientras que el resto de la mano se apoya sobre el vientre, bajo las costillas. Cuando establezcas contacto con la mano, apoya el antebrazo ligeramente sobre la parte inferior del cuerpo del paciente. A continuación, lleva tu energía de vuelta a tu centro.

Pon atención a los sutiles movimientos y sensaciones que experimentas en las manos. Puedes sentir que estas se mueven hacia los lados, en direcciones opuestas o rotando. Esto es parte del proceso de *desenroscamiento*, es decir, de liberación de un patrón de limitaciones en el tejido corporal. Mantén este movimiento, y añádele tu propia presencia y energía. Sin embargo, no hay necesidad de concentrarse únicamente en ello, ni de imponer una dirección o secuencia concreta en el movimiento. Casi todo se producirá por medio de tu presencia y conciencia mientras el cuerpo experimenta la liberación de la impronta de las limitaciones del pasado. Finalmente, sentirás que los músculos de la espalda se aflojan, u otras señales de liberación terapéutica. Después, es posible que desees mantenerte en esa postura durante algunos minutos más, disfrutando de la nueva sensación de apertura y calma que parece estar presente. Finalmente, retira el contacto de manera suave y mueve la silla hacia el final de la mesa.

3. La apertura torácica

En la parte superior del torso, la cintura escapular atrapa nuestra atención. Dos delgados huesos, las clavículas izquierda y derecha, dan definición a cada lado de la línea donde el pecho se convierte en hombro. Las clavículas se unen en la parte superior del esternón, bajo la garganta, y se extienden lateralmente hasta cada uno de los hombros. Sirven como la única unión ósea entre el esqueleto y los omoplatos, los hombros y los brazos. La estructura completa de la cintura escapular y los brazos está envuelta por un increíble conjunto de articulaciones, músculos, nervios y vasos que establecen una armonía funcional con el resto del cuerpo.

Íntimamente involucrada con este fascinante conjunto, elevándose sobre su base en la primera vértebra torácica, la T1, se encuentra la delgada columna de siete vértebras cervicales que forman el cuello. Los músculos proporcionan movimiento y estabilidad a este, y la cabeza se une a aquellos que ofrecen sujeción y movimiento a los hombros y la parte superior de los brazos. Estos músculos se extienden desde las vértebras cervicales hasta los omoplatos y las costillas superiores, desde las clavículas hasta el cuello y la base del cráneo, y desde la columna y las costillas hasta los omoplatos y la parte superior de los brazos.

En la estructura humana, la amplia musculatura unida al cuello, la cabeza, los hombros y las costillas proporciona versatilidad de movimiento, así como protección. No obstante, el tamaño y peso de la cabeza, el número de vértebras en las que se apoya y los tipos de fuerzas cinéticas que una persona activa experimenta tienden a hacer de esta

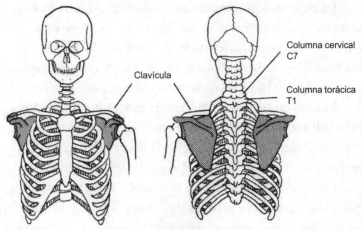

Clavícula

Columna cervical
C7

Columna torácica
T1

Escápula: sombreada

Ilustración 27. La apertura torácica.
La delgada columna de siete vértebras cervicales se une con la amplia estructura del tórax
(pecho). Los omoplatos, que se muestran sombreados, y las escápulas, que proporcionan
huecos para los brazos, están unidos al esqueleto por los huesos de la clavícula. Para
la liberación, se colocará detrás una mano, apoyando la unión C7/T1. La otra se situará
sobre la parte superior del pecho, usando las clavículas como punto de referencia.

una zona vulnerable. Existe tal cantidad de músculo y fascia implicada en una variedad tan amplia de funciones que, cuando el trauma se imprime en los tejidos, se da un vasto rango de posibilidades. Esto se ve en la práctica terapéutica cuando la influencia que ejercen las limitaciones en los hombros y en la parte superior del pecho se extiende al cuello, la mandíbula y el rostro.

Estamos trabajando con la parte superior del torso, en particular con la zona superior del tórax, encerrado entre las costillas, y su apertura a través del cuello hacia la cabeza. Esta zona puede compararse con la línea principal de un sistema de comunicaciones que se dirige al centro. Para un funcionamiento apropiado, las líneas de comunicación, poder y recursos para la nutrición y la reparación deben estar abiertas y fluir en ambas direcciones.

Para el individuo, esta vía resulta crucial para la expresión personal. La voz emerge del pecho y la garganta. Expresamos los diferentes aspectos de nuestra identidad, personalidad, amor y trabajo a través de las expresiones faciales y el movimiento de los hombros, los brazos y las manos.

79

La experiencia terapéutica sugiere que el componente más importante de la expresión de un individuo no fluye de la mente racional, sino del corazón y el resto del cuerpo. Ayudar a aclarar las «vías de expresión» de una persona, a menudo exige una reiterada atención al corazón y los hombros, así como a la garganta y la base del cuello.

El impacto de una experiencia emocional traumática puede inducir a limitaciones en la parte superior del torso y los hombros, las cuales influyen negativamente en la libertad de expresión verbal y de movimiento físico en los hombros, el cuello, el rostro y la voz.

Para palpar esta zona en ti mismo, primero explórate con una mano el contorno de la parte superior del pecho. Nota las líneas curvas de las costillas encontrándose con el esternón a ambos lados, y los huecos entre las costillas. Muévete hacia arriba y sigue la clavícula de derecha a izquierda hasta donde esta se encuentra con el hombro. Sosteniendo la clavícula, mueve ese hombro hacia delante y hacia atrás, arriba y abajo. Fíjate en que la distancia hasta la que pueden elevarse la clavícula y el hombro está definida por las costillas.

Toca la espalda y busca el borde interior de la escápula (omoplato). Nota cómo se desliza la escápula por la espalda, sobre las costillas, mientras levantas el hombro o lo rotas hacia delante.

Finalmente, coloca la palma de la mano en la parte superior del pecho. Extiende los dedos de modo que el pulgar se apoye en la clavícula, con el índice y el corazón sobre la clavícula del lado contrario. Siente el contorno bajo la mano, y la energía entre esta y el pecho. Usarás esta misma posición de las manos en el siguiente procedimiento.

Siéntate casi en la esquina superior de la mesa, cerca del cuello y los hombros del paciente. Lleva una mano diagonalmente hasta la base del cuello, y colócala bajo la espalda y el cuello de modo que la palma cruce la unión entre la C7 y la T1. Sentirás los procesos espinosos, el músculo a ambos lados de la columna y quizá el borde de los omoplatos. Coloca los dedos de modo que te sientas cómodo.

Sitúa la otra mano en la parte superior del pecho del paciente. Extiende el pulgar, separándolo del resto de los dedos, de modo que puedas apoyar el pulgar y el índice en las clavículas, que se extienden a ambos lados.

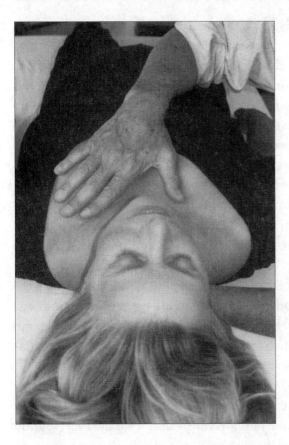

Ilustración 28. Liberar la apertura torácica. Una mano está detrás, soportando cómodamente la columna en la base del cuello y la parte superior de la espalda. Fíjate en que el brazo está en diagonal entre el cuello y los hombros. Estos últimos no se elevan. La otra mano se apoya sobre el pecho, con el dedo índice y el pulgar extendido para contactar con las clavículas. Si este brazo permanece apoyado sobre el cuerpo del paciente, el hombro del profesional puede relajarse.

Lleva la atención a los dedos y las palmas de las manos. Descubrirás que puedes trabajar con menos limitaciones si apoyas el antebrazo ligeramente sobre el pecho del paciente. Consulta con él y experimenta con esto.

Sigue la dirección de menor resistencia o liberación, moviéndote con el tejido, variando la presión y la posición cuando sientas que debes hacerlo.

Si tienes tiempo, y deseas hacerlo, deja que las manos se muevan hacia uno u otro hombro, donde puedes sentir también un desenroscamiento y una liberación terapéutica. Hay muchas zonas de restricciones potenciales en la parte superior del torso, cuyas liberaciones contribuyen a la libertad de movimiento y flujo en la entrada torácica.

4. EL HUESO HIOIDES

Existe un hueso en el cuerpo humano que no se une directamente al resto de los huesos del esqueleto. De forma casi semicircular, flota entre la base de la lengua y el cartílago tiroides, en la parte delantera de la garganta. Está anclado debajo, por el músculo y la membrana, al cartílago tiroides y al esternón. A los lados y por encima, encaja con el cartílago y la musculatura, que forman la base de la boca, y cuya función es masticar, tragar y hablar.

Para palpar el hueso hioides en ti mismo, llévate una de las manos a la garganta, con el pulgar a un lado y el resto de los dedos al otro. Con el pulgar y el índice, recorre el cartílago de la tráquea desde la base del cuello hasta el prominente cartílago tiroides (la nuez). Siente el borde superior de este cartílago. Mueve los dedos justo sobre ese borde, y deja que se hundan en el suave tejido hasta que percibas una superficie ósea. Eso es el hueso hioides. Cuando tragas, tanto él como el cartílago tiroides se mueven hacia arriba y hacia abajo. Cuando hablas, el cartílago tiroides vibra y el hioides se mueve.

Si dejas que los dedos se hundan directamente en la musculatura del cuello, puedes encontrar un pulso. Esta es la zona de la arteria carótida y la vena yugular. Es importante aclarar esto para asegurar un flujo sanguíneo normal al cerebro.

Nuestro propósito es liberar improntas de trauma y restricción en los músculos y la fascia que están unidos al hueso hioides en la

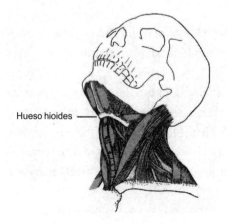

Hueso hioides ———

Ilustración 29. El hueso hioides.
El hioides es un hueso semicircular situado en la garganta, bajo la lengua y sobre el grueso cartílago de la parte superior de la traquea. Es un importante punto de unión para los músculos responsables de masticar, tragar y hablar. Para la liberación del hioides, los dedos deben tocar suavemente el hueso a ambos lados.

garganta. Esta liberación es un comienzo para abrir los canales de la expresividad y la alimentación. Desde un punto de vista fisiológico, apoyamos la liberación de los músculos y tejidos conectivos de la garganta. La siguiente sección de este capítulo se ocupa de los músculos y la fascia de la parte posterior del cuello.

Sentado a una de las esquinas superiores de la mesa, como en la anterior liberación, coloca la mano que está más cerca de la cabeza del paciente bajo su cuello. Partiendo de la misma posición de la mano que empleaste en la liberación torácica, deslízala hacia arriba de modo que cubra la parte posterior del cuello. Después, apoya la otra mano ligeramente sobre el esternón, cerca de la clavícula. Esto te proporcionará una plataforma estable mientras tocas la garganta.

Con el pulgar y el dedo índice, toca ligeramente ambos lados de la tráquea del paciente. Deslízate hacia arriba, sobre el cartílago más prominente de la tráquea, la nuez, hacia donde el cuello se une con la barbilla y la mandíbula inferior. Permite que el pulgar y el índice se hundan en el tejido mientras estableces contacto. Es importante que permitas que los dedos se hundan en el tejido, en lugar de empujarlo.

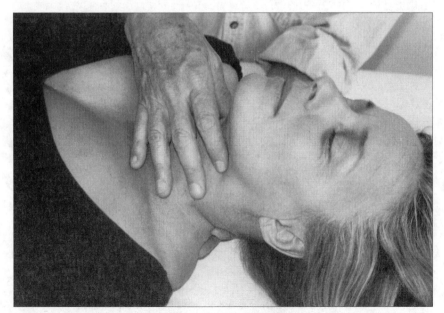

Ilustración 30. Liberar el hioides.
Una mano hace contacto detrás del cuello. El pulgar y el índice de la otra mano
sujetan ligeramente el hueso hioides, sobre el cartílago de la laringe (la nuez).

83

Si esperas un par de minutos, el tejido dejará que los dedos entren, y obtendrás mejores resultados en el proceso.

Si sientes el pulso cardíaco, apártate de él y mantente justo por encima del borde superior de la tráquea. Si tu paciente habla o traga, serás capaz de sentir el hueso hioides y su tejido conectivo moviéndose o vibrando bajo las puntas de tus dedos.

Cuando estés satisfecho con este contacto con el hioides, y tu paciente se sienta cómodo con tu toque, céntrate y sintoniza con el movimiento y la energía que sientes entre los dedos. Sigue y potencia este movimiento mediante una ligera presión.

Sé consciente de tus propias sensaciones. ¿Cómo te sientes tocando la garganta de otra persona? ¿Estás respirando tranquilamente? ¿Tienes los hombros relajados? ¿Qué has notado en la respiración de tu paciente, y en la tensión de sus músculos?

Busca indicios de liberación terapéutica, incluyendo liberación de calor en la parte posterior del cuello del paciente, ya que puede ser de gran ayuda para descargar tensiones de la parte posterior del cuello y trabajar más tarde con la cabeza del paciente.

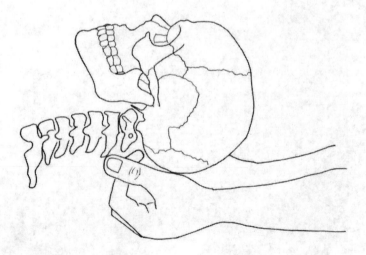

Ilustración 31. La liberación atlanto-occipital: una vista del esqueleto.
El occipucio está apoyado sobre las palmas de las manos, creando espacio para que los dedos puedan palpar las articulaciones del cuello y el occipucio. Las puntas de los dedos se deslizan a lo largo de este último cuando el músculo del cuello y la fascia se relajan.

5. LA BASE DEL CRÁNEO:
LA ARTICULACIÓN ATLANTO-OCCIPITAL

La columna está rodeada de músculos que enlazan cada vértebra con la siguiente, o las dos o tres siguientes, por arriba y por abajo. Otros cruzan desde los procesos espinosos del centro hasta las uniones en los procesos trasversos a ambos lados de las vértebras por arriba y por abajo. Estos músculos proporcionan estabilidad y facilitan los movimientos de inclinación y rotación de la columna y el cuello. Unos grupos de músculos más grandes recorren la columna casi en toda su longitud, a ambos lados. Proporcionan movimiento, fortaleza y apoyo. Todos estos grupos de músculos continúan por la parte posterior del cuello y se unen de alguna manera a la base del cráneo. Además, se extienden desde las vértebras cervicales y la base del cráneo hasta las costillas superiores y los hombros.

El occipucio, o la base del cráneo, está ubicado en la parte superior de la columna cervical por medio de facetas, suaves superficies de unión en el hueso. La articulación se alinea de modo que el foramen magnum, la gran apertura en la base del cráneo, queda directamente encima del canal espinal. La musculatura descrita anteriormente asegura que el cráneo se halle firmemente colocado sobre la parte superior de la columna, aunque está preparada para realizar un complejo conjunto de movimientos.

Cuando cualquiera de estos músculos y fascias está crónicamente tenso, las vértebras pueden desalinearse, causando dolor y restricciones de movimiento en la cabeza y el cuello. Un ejemplo concreto de desalineación es el que tiene lugar entre el occipucio y la C1. El occipucio se atasca contra la primera vértebra y empuja hacia delante en su base, invadiendo y estresando el conducto dural.

Para palpar esta zona en ti mismo, coloca los dedos de una mano a lo largo de los puntos de los procesos espinosos de la base del cuello. Siente el movimiento en las vértebras mientras mueves la cabeza a la derecha y a la izquierda, arriba y abajo.

A continuación, sosteniendo el cuello con una o ambas manos, siente la acción de los músculos en los dos lados y en la parte posterior mientras mueves la cabeza en todas las direcciones.

Finalmente, lleva los dedos de ambas manos a la parte posterior del cráneo. Comienza con los dedos índices a ambos lados de la protuberancia. Desliza las manos hacia abajo, sintiendo el contorno del occipucio. Nota el engrosamiento o reblandecimiento de cada unión del músculo en la parte posterior del occipucio. Busca a través del músculo hasta encontrar el cráneo en el lugar donde este se curva para encontrarse con la columna cervical. El ensanchamiento que sientes justo detrás de las orejas es la apófisis mastoides del hueso temporal. Los huesos temporales, los parietales y el occipucio se unen en esta zona. Al liberar la base craneal, los dedos se deslizarán a lo largo de la base del occipucio hasta el músculo situado inmediatamente a continuación en la parte posterior del cuello.

Nuestro objetivo es ayudar a relajar los músculos y la fascia en esta zona, haciendo posible que la base del cráneo descanse con mayor libertad sobre las vértebras cervicales. En el proceso, a menudo se produce una considerable liberación de la contracción del tejido en la parte posterior del cuello, algo que el terapeuta experimenta como calor o vibración, y el paciente como una profunda relajación del cuello.

Mueve la silla hasta el extremo superior de la mesa. Siéntate de modo que los pies y las rodillas queden cómodamente bajo la mesa y puedas apoyar sobre ella los antebrazos. Es posible que necesites pedirle a tu paciente que se mueva hacia abajo para que le puedas colocar las manos bajo la cabeza y obtener así apoyo para tus antebrazos. Generalmente, te sentirás más cómodo si la silla está un poco más baja de lo que ha estado anteriormente.

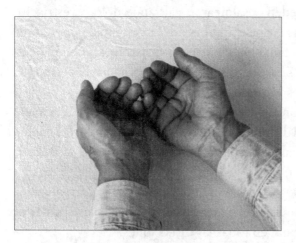

Ilustración 32. Liberación atlanto-occipital: posición de los dedos.
Los dedos de ambas manos se curvan de modo que las puntas de los dedos contacten con el occipucio.

Coloca las palmas de las manos hacia arriba, junto a la cabeza del paciente. Desliza ambas manos bajo el occipucio, en la parte posterior de la cabeza, de modo que puedas sostenerla cómodamente. Elévala con las palmas de las manos. Esto creará espacio debajo del cuello. Ahora comienza a sentir y descubrir con los dedos cómo se unen los músculos del cuello a la base del cráneo.

Con los tres dedos centrales de ambas manos, encuentra la línea sensible donde los músculos del cuello bajan desde el cráneo. Suavemente, baja la cabeza del paciente con las palmas de las manos, de modo que los dedos le presionen el tejido suave de la base del cráneo.

Será necesario que recoloques las manos y los dedos, de modo que las puntas de estos permanezcan en contacto con el occipucio. Deja que se deslicen a lo largo de la base del cráneo mientras el músculo y el tejido conectivo se relajan.

Notarás una gran diferencia en la tensión de un lado al otro. Los músculos pueden atravesar ciclos de tensión y relajación. Sería útil

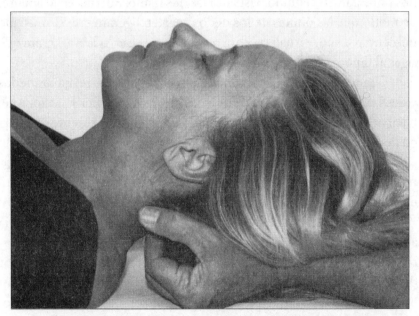

Ilustración 33. Colocación de las manos para la liberación atlanto-occipital.
Los dos o tres dedos centrales de ambas manos se deslizan en la base del cráneo, hundiéndose en el suave músculo del cuello. Cuando el músculo y la fascia ceden, el ángulo que forman los dedos se reajusta, de modo que continúan en contacto con el occipucio mientras penetran profundamente en el tejido suave. El peso de la cabeza se reajusta mientras continuamos sujetándola con la base de las manos.

que le describieras esto a tu paciente y que establecieras tu objetivo: ayudar a que los músculos del cuello se relajen de modo que la articulación sobre este experimente una liberación mayor.

A menudo, experimentarás un calor considerable y una sensación de intensidad en las yemas de los dedos. Puedes cambiar de posición ligeramente, para estar más cómodo y poder mantener el ángulo adecuado con los dedos.

Algunas consideraciones importantes: las puntas de los dedos continúan manteniendo un ángulo, de modo que puedan deslizarse por la base del cráneo mientras el músculo del cuello se relaja. A medida que esta liberación progresa, continúa apoyando la mayor parte del peso de la cabeza en las palmas de las manos. La presión ejercida viene del peso de la cabeza, y no de la acción de tus dedos. Debes ser paciente y observador, y hacerte uno con el proceso, de modo que puedas apoyarlo, en lugar de querer hacer que surja.

Cuando los músculos se relajen y sientas que las puntas de los dedos penetran en el tejido, visualiza las dos manos rotando hacia fuera, de modo que las puntas de los dedos aparten ligeramente el músculo del centro. Digo «visualiza» para que dejes que esto ocurra, o para que sigas al tejido, en lugar de forzar la situación.

Cuando sientas que esta liberación ha finalizado, relaja los dedos y desliza las manos hacia arriba (hacia ti) para sostener la cabeza del paciente. Esta es una oportunidad para mirar (interiormente) a lo largo de toda la columna.

Visualiza el conducto dural pasando a través del foramen magnum, en la base del cráneo, y extendiéndose a través del canal medular, en el cuello y la parte superior de la espalda.

Nota el componente del ritmo craneosacral que parece tirar hacia abajo en el occipucio, y libéralo. Con tu intención y un ligero roce, potencia este ritmo. ¿Qué percibes en el conducto dural? ¿En el interior de las primeras vértebras? ¿Y más abajo, en la columna? Permanece así un par de minutos, hasta que tengas la sensación de haber terminado, o cierta avidez por continuar. Entonces, libera suavemente la cabeza y retírate. Estás preparado para pasar a la liberación craneal del siguiente capítulo. Antes de continuar, fíjate en lo que sientes en los brazos y los hombros. Estírate y muévete si eso te ayuda a relajar los músculos.

Capítulo 3

Las liberaciones craneales

Este capítulo nos lleva a la parte final de la sesión craneosacral. Las liberaciones craneales se tratan en un capítulo separado debido a su especial naturaleza. Las actitudes de conciencia y respeto, enfatizadas en el capítulo anterior, serán incluso más importantes aquí. La liberación del diafragma trata amplias zonas de tejido y estructura corporal. Es de señalar la cabeza por el gran número de liberaciones que tienen lugar en una zona tan pequeña.

En la región de la cabeza, prestamos atención a ubicaciones e interconexiones muy concretas. Una tras otra, asistiremos a la liberación de un conjunto de huesos contiguos y tejido conectivo. Mientras trabajamos en una localización, y después en otra, nos dirigiremos a la fascia, especialmente a la duramadre, primero desde una dirección, y después desde la otra.

A pesar del limitado y específico foco de atención de nuestro trabajo con la cabeza, en él se produce una tremenda interacción con el organismo. Durante la liberación del cuerpo, el paciente a menudo nota un retorno de la relajación en la mandíbula y el rostro. Incluso cuando el problema o molestia principal es en la pelvis, las conexiones llegan hasta la parte superior del cuerpo y la cabeza. Pero cuando realizamos estas liberaciones concretas alrededor de la bóveda craneal, el paciente a menudo informa de sensaciones de cambio de energía o de relajación en los hombros, el pecho, el abdomen y la pelvis.

Las liberaciones craneales concluyen el trabajo que comenzamos con las estaciones de escucha y las liberaciones del diafragma. El trabajo del cuerpo no estará completo si no prestamos atención a la cabeza. Del mismo modo que los ajustes en la bóveda craneal tampoco estarán completos si no prestamos atención a las importantes manifestaciones corporales de constricción y desequilibrio.

Al realizar el trabajo de este capítulo y del anterior, tanto tú como tu paciente experimentaréis la realidad del organismo como un todo, como una entidad interconectada físicamente. Además, ambos advertiréis, desde vuestra propia perspectiva, la efectividad de un tratamiento craneosacral integrado.

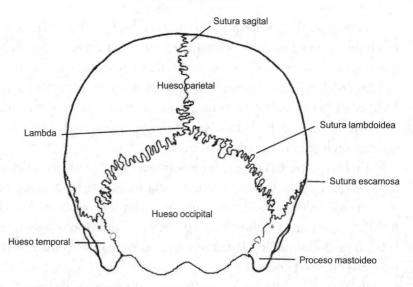

INSPECCIÓN ANATÓMICA

Sutura sagital

Hueso parietal

Lambda

Sutura lambdoidea

Sutura escamosa

Hueso occipital

Hueso temporal

Proceso mastoideo

Ilustración 34. El occipucio y las suturas en la parte posterior del cráneo.
El irregular y serpenteante camino de la articulación proporciona una conexión segura, aunque muy viva, entre los huesos craneales. Aquí, las suturas sagital y lambdoidea se encuentran en el lambda, uniéndose a los huesos parietales y occipitales. Una porción de la sutura escamosa es visible a cada lado, donde los huesos temporales se unen con los parietales.

La siguiente sección analiza la anatomía de la cabeza con el objetivo de prepararnos para las liberaciones craneales. La segunda parte del capítulo 7 contiene una descripción más amplia de la anatomía craneal.

La estructura ósea de la cabeza, el rostro y el cuello es una obra maestra de construcción integrada y funcional. Más de veinte huesos están unidos por una articulación especializada, la sutura. Esta proporciona un engranaje seguro, similar al que obtenemos cuando entrelazamos los dedos. El suave tejido conectivo del periostio, animado por los vasos sanguíneos y las terminaciones nerviosas, bordea las suturas, proporcionando flexibilidad entre las partes. Toda la estructura es un flexible, receptivo e interactivo conjunto de subestructuras, con capacidad para responder a las diferencias entre la presión interior y exterior, y adaptarse al impacto y al estrés.

Los amplios huesos curvados de la bóveda craneal, revestidos por la duramadre y amortiguados por el fluido cerebroespinal, proporcionan un entorno protector y nutritivo para la delicada masa de tejido nervioso que constituye el cerebro. La duramadre une los huesos de la bóveda craneal con una recia, aunque elástica, membrana.

En efecto, es como si se formara una cápsula elástica y los huesos del cráneo estuvieran colocados sobre su pegajosa superficie exterior. De este modo, los huesos craneales interactúan entre sí en sus suturas, y con la cápsula elástica, la duramadre, en la que están alojados. La cualidad elástica del tejido conectivo permite la receptividad ante el entorno.

Por otra parte, la duramadre puede limitar la sensibilidad. Como tejido conectivo, o fascia, puede contener la impronta de situaciones de estrés o de traumas pasados, lo que significa que puede restringir su rango de respuesta, preparándose para reaccionar de forma protectora y con mayor rapidez si tiene lugar una circunstancia dramática similar.

Imagina de nuevo que todos los huesos craneales están alojados en la duramadre, como si esta fuera la superficie de un balón. El aire frío provoca que el balón encoja, por lo que se contrae sobre sí mismo, empujando los huesos entre sí, apretándolos en sus extremos.

Este es un modo de comprender la interacción de los huesos craneales, la sutura y la duramadre. Una restricción en la ubicación de la bóveda craneal provocará un movimiento asimétrico en las estructuras cercanas, y que otros huesos se adapten a las limitaciones de energía y movimiento. De este modo, una restricción en la duramadre puede transmitirse y amplificarse a través del cráneo hacia la columna.

En concreto, al trabajar con los huesos de la bóveda craneal nos dirigimos a la duramadre. Nuestra presencia y nuestro contacto terapéutico ayudan a animar el movimiento y la flexibilidad en los bordes de los huesos, liberando restricciones en la duramadre que los han fijado rígidamente. Los huesos de la cabeza y el rostro son los puntos de contacto a través de los cuales llegamos a la duramadre, facilitando así la liberación terapéutica.

De este modo, nuestro objetivo es facilitar la liberación de las restricciones de movimiento y flujo entre los huesos y la fascia de la bóveda craneal. Además, nos dirigiremos a la mandíbula inferior. La mandíbula actúa como una larga palanca, anclada en los huesos temporales a ambos lados de la cabeza y movida por músculos muy fuertes. Así, la mandíbula inferior ejerce una fuerza considerable sobre los huesos de la cabeza.

EL PATRÓN DE LIBERACIÓN

Con frecuencia, el patrón de liberación de estos huesos es similar. Habitualmente, lo primero que se experimenta no es movimiento, sino una vibración energética o una sensación de cambio en el interior de la cabeza. A veces, el hueso, bajo la piel, parece duro. Esto sugiere una limitación de la duramadre y del tejido conectivo que cubre el hueso y rodea las suturas. El movimiento puede parecer una pulsación o parpadeo en lugar de un ritmo equilibrado. Esta señal, normalmente, es el resultado de una constricción en las suturas que dificulta el libre movimiento de los huesos en esa zona.

Nuestro toque suscita una respuesta en el tejido conectivo y la duramadre. Conectamos con la restricción y propiciamos la liberación en la zona inmediata y en la cápsula elástica de la bóveda craneal. La contracción se relaja y regresa mientras el tejido pasa por un patrón de sujeción y liberación, en busca de un nivel más libre y armonioso de sujeción. Por tanto, podríamos sentir movimiento, luego vacilación, movimiento y vacilación. La limitación inmediata se relaja; entonces, las restricciones más distantes se adaptan a la nueva configuración de tensión y flexibilidad de toda la bóveda.

La decisión de que la liberación de una zona concreta ya ha terminado es en parte intuición, en parte sensación y en parte algo arbitrario. El hueso parece moverse con mayor facilidad, de manera uniforme y en un rango más amplio; mantiene su conexión con los huesos vecinos, aunque ha ganado elasticidad. El hueso que al principio sentíamos duro ahora se percibe más vivo.

Incluso aunque permanezca alguna restricción, la liberación obtenida podría ser adecuada. A veces es mejor lograr la liberación parcial de cada hueso, uno a uno, relajando lentamente la bóveda craneal al completo para obtener una mayor flexibilidad y capacidad de respuesta, que tratar de conseguir una liberación máxima en una ubicación concreta.

Nos dirigiremos a los huesos por un orden que viene dictado parcialmente por la naturaleza de su estructura interconectada. Los huesos, por orden de aproximación, son:

1. El hueso frontal, o frente.
2. Los huesos parietales, situados a ambos lados de la parte posterior superior del cráneo.
3. El esfenoides, la base interna de la bóveda craneal.
4. Los huesos temporales, los lados posteriores inferiores del cráneo.
5. La mandíbula inferior.
6. El occipucio y el punto de parada.

LA CALIDAD DEL TACTO: EL ASUNTO DE LA PRESIÓN

A veces nos preguntamos cuánta presión debemos aplicar sobre los huesos de la cabeza. La cuestión en sí misma puede malinterpretarse. Recientemente he abandonado el uso del término «presión». La intervención más eficaz se compone de presencia y tacto solidario.

Los terapeutas que trabajan con el concepto de la alineación correcta aplican una presión fuerte o súbita para superar la resistencia. Parte de este enfoque se ha llevado a la terapia craneosacral. Sin embargo, a medida que se desarrolló esta práctica, todo cambió. Hemos aprendido a sintonizar con los pequeños movimientos de las estructuras corporales, facilitando la liberación a través de la presencia y el apoyo. Cuando adquirimos más experiencia, a menudo descubrimos que el propio cuerpo nos dirige muy bien. La clave es tocar con sensibilidad y una amplia percepción en lugar de con presión.

AUTOEXPLORACIÓN

Antes de comenzar a trabajar con tu paciente, sería útil que exploraras estos huesos en ti mismo.

Hueso frontal

Levanta las manos, como si fueras a cubrirte el rostro. Con los dedos extendidos sobre la frente, contacta ligeramente con la superficie anterior del hueso frontal. Nota cómo este se curva hacia arriba y gira bruscamente a cada lado, cerca de las sienes. Puedes sentir el borde inferior del hueso frontal en la yema de los dedos.

Ahora, baja las manos de modo que puedas recorrer el borde inferior del hueso frontal bajo las cejas, sobre las cuencas de los ojos. Sigue el borde del hueso a ambos lados e investiga la zona suave de las sienes, justo más allá de las cejas. Una extensión del hueso esfenoides se curva aquí hacia arriba, formando una sutura con el frontal.

Lleva de nuevo las manos al rostro y contacta una vez más con la superficie anterior del hueso frontal. Después, lleva los dedos hacia delante, más allá del nacimiento del pelo. Busca la ligera irregularidad en la superficie del cráneo que señala la línea de la sutura coronal. Esta sutura es casi tan profunda en la línea de nacimiento del cabello como en las cejas. A lo largo de ella, el hueso frontal se encuentra con los dos huesos parietales.

También puedes seguir la sutura coronal hacia arriba. Coloca dos o tres dedos sobre la sien, al final de las cejas. Traza un cuarto de

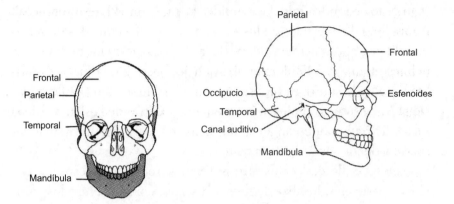

Ilustración 35. Los huesos de la cabeza a los que nos dirigimos en las liberaciones craneales.
Además, puedes consultar las ilustraciones del capítulo 7, en la segunda parte.

círculo sobre la ceja, alrededor de esta zona suave. A continuación, explora hacia arriba, buscando la irregularidad entre los huesos frontales y parietales. La sutura coronal se extiende desde atrás y sobre la zona de las sienes, hacia el bregma.

El bregma es el punto en la línea central del cráneo, a lo largo de la sutura coronal, donde ambos huesos parietales contactan con el frontal. En un niño recién nacido, este es el centro de un punto suave, o fontanela. Investiga la posición de la sutura coronal y el bregma, y hazte una idea de su forma y tamaño en el hueso frontal.

De nuevo, lleva las manos y los dedos a la posición de inicio, cubriendo el hueso frontal. Deja que los dedos se extiendan de modo que los índices pasen por el borde redondeado a ambos lados para tocar ligeramente el hueso frontal. Mientras los otros dedos permanecen en contacto con la frente, explora la sensación de elevación anterior (hacia delante) con la superficie lateral de los índices.

Respira uniforme y tranquilamente. Permanece así hasta que experimentes que incluso un roce tan ligero produce su efecto. Entonces, retira las manos suavemente.

Huesos parietales

Lleva las manos a ambos lados de la cabeza, y pon dos o tres dedos en la sien. Bajo los dedos, por debajo del tejido, se encuentran las alas mayores del hueso esfenoides. Directamente bajo la sien, este segmento redondeado del esfenoides se une con el hueso temporal. Ahora lleva de nuevo los dedos a la cabeza y forma con ellos un semicírculo justo por encima y detrás de las orejas. Cierra los dedos sobre el hueso temporal. Explora arriba y abajo, buscando la suave y sensible línea de la sutura escamosa, que une los huesos temporales y parietales. La sutura comienza justo encima y detrás de la sien, y forma un semicírculo por encima y detrás de las orejas. Esta sutura suele ser suave, y puede ser sensible al tacto.

Después de explorar la sutura escamosa, entre los huesos temporales y parietales, localiza de nuevo la sutura coronal, entre los frontales y los parietales. En el extremo superior de la línea central del cráneo, que comienza en el bregma, los dos huesos parietales se unen en la sutura sagital. Apoya las manos ligeramente a ambos lados de la cabeza, bajo la sutura coronal, con los dedos sobre los parietales. Explora la sutura sagital con los dedos. Desde el bregma, directamente debajo del hueso frontal, sigue la línea sensible hacia el lambda.

El lambda es el punto que se halla justo encima de la parte posterior de la cabeza, donde los dos huesos parietales se encuentran con el occipital. La protuberancia occipital se ubica debajo de este punto.

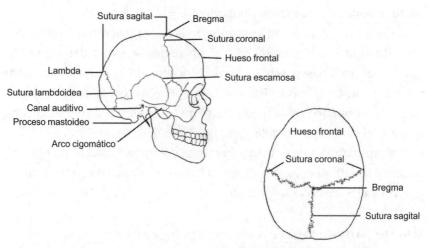

Ilustración 36. Una guía de referencia de los rasgos más significativos del cráneo.
Para el occipucio, ver la ilustración 34.

La sutura entre los huesos parietales y el occipucio se extiende hacia abajo y a ambos lados del lambda, y se denomina sutura lambdoidea porque cuando la vemos desde abajo tiene la forma de la letra griega lambda: Λ.

Explora la sutura lambdoidea con los dedos, siguiendo la línea sensible hacia abajo y hacia fuera desde el lambda. La sutura continúa bajando más allá de la zona donde los músculos del cuello se unen con la base del cráneo. Sin embargo, el hueso parietal se curva desde el occipucio, justo por encima del canal auditivo, formando una esquina donde el hueso temporal se encuentra con el occipucio.

Has recorrido las suturas principales del parietal, explorando su área a ambos lados de la cabeza. Recorre las suturas de nuevo para confirmar tu sensación sobre la forma y el tamaño de los dos huesos parietales.

Ahora lleva las manos a ambos lados de la cabeza, con las puntas de los dedos a lo largo de la sutura sagital, y las palmas en contacto con los parietales. Desliza las puntas de los dedos hacia abajo a ambos lados, rodeando la curva del parietal, hasta que alcances la sutura escamosa sobre las orejas, en el hueso temporal.

Al trabajar con los huesos parietales, las puntas de los dedos estarán encima de esta sensible sutura, en la cresta, justo antes de que los parietales se curvan para formar la superficie superior del cráneo. Explora esta zona: sobre las orejas y la sutura escamosa, tras el hueso frontal y la sutura coronal. Si dejas los dedos quietos, podrás notar un movimiento —¿el ritmo craneosacral?

Aplica una ligera presión hacia dentro. Nota la sensación en el interior del cráneo. Imagina que los huesos se mueven hacia arriba, hacia el espacio que hay sobre la cabeza. Percibe esa sensación. Estos son los movimientos que se usan tradicionalmente en la liberación de los huesos parietales.

Occipucio

Cuando sostenemos la cabeza del paciente entre las manos, el occipucio se apoya sobre las palmas. Nuestros dedos se extienden más allá de la curva interior del occipucio, hasta los músculos del cuello. Para explorar esta zona en ti mismo, lleva los dedos de nuevo hacia la sutura lambdoidea, a ambos lados de la protuberancia occipital externa. La parte superior del occipucio se halla dentro de esta zona aparentemente triangular. Mientras deslizas los dedos hacia abajo por la sutura, nota cómo los huesos se hinchan hacia fuera a ambos lados de ella. Justo detrás de la oreja está el redondeado proceso mastoideo del hueso temporal. Hacia el centro de este, sobre la sutura, el occipucio también se expande hacia fuera ligeramente (ver la ilustración 34). Estas protuberancias del hueso temporal y el occipucio son zonas de unión para los poderosos músculos del cuello. De hecho, estas secciones redondeadas del hueso se desarrollan después del nacimiento debido a la acción continua de los músculos que sostienen y giran la cabeza.

Siente los músculos que se unen a lo largo de la base del cráneo. Tienen un importante efecto en la calidad de las suturas y en el ritmo de todo el cráneo. Cuando el cuello está crónicamente tenso, las suturas craneales reaccionan con mayor firmeza contra esa tirantez. Relajar los músculos del cuello y de las suturas occipitales es de gran utilidad para el bienestar del cráneo y la mandíbula.

El occipucio se curva hacia dentro entre los huesos temporales de ambos lados. Se encuentra con el esfenoides y con la sincondrosis esfenobasilar. La columna vertebral se une a la cabeza en el interior de esta sección oculta del occipucio, entre los temporales.

Hueso esfenoides

Vuelve a colocar las palmas de las manos a ambos lados del rostro, con uno o dos dedos en cada sien. No notarás el hueso directamente bajo la piel. La superficie del cráneo retrocede a fin de proporcionar un canal para las fibras musculares que van hasta la mandíbula inferior. Puedes notar la acción de este músculo cuando aprietas y relajas los dientes.

A través del tejido de la sien contactamos con el hueso esfenoides, parte de la base de la bóveda craneal. Aquí, el esfenoides se curva hacia arriba a ambos lados para formar un muro, así como una base. Estas extensiones reciben el nombre de alas mayores del esfenoides.

Con las manos a ambos lados de la cara y los dedos en las sienes, sintoniza con las alas mayores del esfenoides, bajo la fibra muscular.

Con el ritmo craneosacral, el esfenoides se mueve hacia abajo con cada expansión de la bóveda craneal, y después regresa hacia arriba. Sigue el ritmo durante algunos ciclos; después, abandona el contacto.

Arco cigomático

Directamente bajo las sienes puedes sentir el arco cigomático, formando una cresta desde el hueso cigomático (la mejilla) casi hasta el canal auditivo. El músculo que cubre la sien se mueve bajo este arco.

Huesos temporales

Ahora regresa al hueso temporal, y, con las puntas de los dedos de ambas manos, busca la sutura escamosa, sobre las orejas. Sigue su contorno alrededor y hacia abajo, detrás de ellas. Tras la mitad inferior de la oreja, el hueso temporal se curva para encontrarse con el occipucio. La sutura pasa a través de una zona plana por debajo y por encima del canal auditivo. Cerca, detrás de la oreja, hay un nudo redondeado, el proceso mastoideo, un punto de unión de ligamentos y músculos en el hueso temporal y un punto de referencia en nuestro trabajo.

Apoya el índice sobre el proceso mastoideo. Estabiliza el dedo corazón colocándolo directamente sobre el canal auditivo y pon los otros dedos sobre el arco cigomático, directamente delante de las orejas. En este lugar, es posible que sientas la rotación de los huesos temporales con el ciclo del ritmo craneosacral. Hablaré más profundamente de los componentes del ritmo craneosacral en el hueso temporal cuando aborde la liberación de esta zona.

Mandíbula

El hueso de la mandíbula, junto con los dientes, da forma a la mandíbula inferior. Se encuentra con el hueso temporal en una articulación inusual que cuelga hacia abajo y se desliza hacia fuera cuando la boca se abre. Lleva las manos a ambos lados del rostro y coloca los dedos a lo largo de la cresta formada por el arco cigomático, con los índices contra el cartílago anterior al canal auditivo. Mueve la mandíbula en distintas direcciones, explora la sensación que te produce moviéndose en su articulación, la articulación temporomandibular.

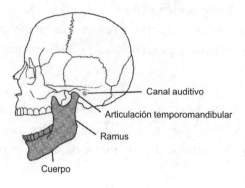

Canal auditivo

Articulación temporomandibular

Ramus

Cuerpo

Ilustración 37. La mandíbula.
Una vista lateral, sombreada. La
articulación temporomandibular tiene
su eje frente al canal auditivo.

A continuación, coloca los dedos de ambas manos a lo largo de los bordes de la mandíbula, de modo que los meñiques queden sobre el mentón. Este es el cuerpo de la mandíbula. Con los dedos, explora el borde inferior hasta encontrar la hendidura justo antes de que el hueso se curve hacia arriba, hacia la oreja. La sección de la mandíbula se extiende hacia arriba, a ambos lados, en lo que se conoce como el ramus. Siente su amplitud bajo el músculo que lo cubre.

El ramus se ramifica en dos secciones cortas. La ramificación posterior pende del hueso temporal, justo frente al canal auditivo, mientras que la ramificación anterior se desliza bajo el arco cigomático. Si colocas los dedos justo debajo del arco cigomático, podrás sentir esa parte de la mandíbula deslizándose hacia fuera y hacia dentro cuando abres y cierras la boca.

Ahora baja las manos y coloca los dedos sobre la línea de la mandíbula. En la esquina posterior, el dedo índice se apoya sobre un músculo más grueso. Con los pulgares, busca la pequeña hendidura en el borde inferior de la mandíbula, bajo el músculo.

Mientras respiras tranquilamente, fíjate en las sensaciones de energía y movimiento de la mandíbula y su unión.

LAS LIBERACIONES CRANEALES

Has completado la exploración introductoria de los huesos y las articulaciones de la cabeza y el rostro. Ahora abordaremos las liberaciones craneales.

El hueso frontal

Como parte de la bóveda craneal, el hueso frontal está alojado en la recia membrana de la duramadre, o alineado con ella. Junto al hueso etmoides, hace de unión anterior con la hoz cerebral, una membrana que separa parcialmente los dos lados del cerebro. Un pliegue de la duramadre, esta recia y estabilizadora membrana, se extiende desde delante hacia atrás en la bóveda craneal, unida al hueso frontal, al occipucio y a los parietales a lo largo de la sutura sagital.

El primer paso tradicional para liberar las restricciones de movimiento de los huesos craneales es levantar el frontal hacia delante, desde los huesos craneales con los que se articula, en concreto el parietal y el esfenoides.

A través del hueso frontal, nos ocuparemos de las restricciones en la duramadre y en la hoz cerebral.

Tu paciente está tumbado boca arriba sobre la mesa. En este momento de la sesión, podría resultar útil un cojín o almohada bajo las

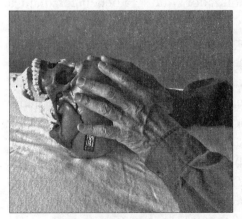
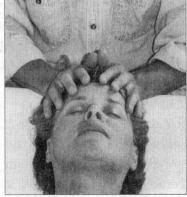

Ilustración 38a. Posición de los dedos en el hueso frontal.

Ilustración 38b. Posición de las manos para la liberación frontal.

El terapeuta apoya los brazos sobre la mesa. Los dedos están extendidos y tocan ligeramente la frente. Las palmas y los pulgares no tocan la cabeza.

rodillas, para su comodidad y alivio de la parte baja de su espalda. Sería aconsejable que colocara las manos y los brazos cómodamente a los lados, o apoyados sobre el cuerpo.

Siéntate a la cabecera de la camilla, con las piernas y las rodillas por debajo. Asegúrate de que tienes suficiente espacio para apoyar los antebrazos cuando hagas contacto con la cabeza del paciente. Una extensión para la camilla puede ser de ayuda, o bien tu paciente puede moverse un par de centímetros hacia abajo.

Para comenzar, apoya los antebrazos o los codos sobre la mesa. Después, lleva las manos a la cabeza del paciente y colócale cuatro dedos de cada mano sobre la frente. Deslízalos hacia los lados, explorando la curva a ambos lados del hueso frontal. En los lados, justo después de la curva, a menudo hay una ligera protuberancia. Coloca los anulares a ambos extremos de esta protuberancia, mientras los otros dedos se apoyan ligeramente sobre la frente.

En algunos pacientes, el hueso frontal es más redondeado, y en otros la protuberancia no es obvia. En ese caso, rota las manos, moviendo las muñecas hacia fuera, y haz un ángulo con los dedos a lo largo de la curva a ambos lados. Usa esta superficie marcada por los dedos para contactar con los huesos frontales.

Los pulgares se tocarán entre sí o se cruzarán, sin hacer contacto con la cabeza. El resto de los dedos, apoyados sobre la frente, ofrece una presencia e influencia estabilizadora que será beneficiosa para la liberación.

Con las manos cuidadosamente colocadas, tal como he descrito, tal vez descubras que tu energía y tu atención se concentran allí. Tus músculos podrían empezar a tensarse, «agobiando» energéticamente al paciente. Ahora, relájate. Deja que los hombros se hundan. Siente los pies sobre el suelo, el contacto con la silla. Esto ayuda a difuminar la intensidad de tu atención. La actitud más adecuada es la del observador: interesado, aunque no personalmente involucrado. Esto proporcionará espacio al paciente. El tejido tendrá libertad para moverse como le resulte más beneficioso.

Tu intención es ser útil: mantente presente y sé consciente de cualquier cambio que tenga lugar. Teóricamente, el hueso frontal debería moverse hacia delante a medida que se libere, saliendo del rostro directamente. En realidad, las siguientes señales pueden indicarnos que se está produciendo una buena liberación: una sensación de mayor espacio interior, un ritmo más íntegro y amplio, y una sensación de relajación y comodidad.

Generalmente, sentirás una amplia variedad de sensaciones y movimientos. Podrías percibir la vibración de la energía, o un movimiento hacia delante que se restringe en un momento dado. Debes ser consciente de cualquiera de estos indicios de liberación terapéutica. El término de la sesión vendrá indicado por una recuperación de la facilidad de movimiento, una sensación de espacio y de mayor libertad. Suave, pero claramente, retira el contacto, levantando las manos de la frente.

Los lados superiores del cráneo: los huesos parietales

La sutura escamosa entre los huesos temporales y parietales, que forma un círculo parcial por encima y detrás de las orejas, es única. Los bordes de los huesos se encuentran en diagonal, de modo que el temporal solapa al parietal. En el procedimiento de liberación tradicional, primero sostenemos los parietales mientras el ritmo craneosacral empuja los temporales hacia fuera. Después, con los dedos en la misma posición, adoptamos una dirección superior, esto es, hacia la parte superior de la cabeza.

Al hueso frontal, le ayudamos a ganar flexibilidad en todas sus suturas, incluyendo la coronal, entre el hueso frontal y los parietales. Nuestro objetivo aquí es ayudar al cuerpo a ganar flexibilidad a lo largo de la sutura escamosa con los huesos temporales y de la sutura lamboidea con el occipucio (la parte posterior de la cabeza). A medida que la duramadre se relaja a lo largo de estas suturas, puede influir sobre la hoz cerebral. Así, el pliegue interno de la membrana situada bajo la sutura sagital también puede liberar la contracción.

Con los antebrazos apoyados sobre la mesa, coloca las manos, con las palmas hacia abajo, a ambos lados de la cabeza del paciente. Lleva los dedos justo detrás y por encima de las orejas, y explora la superficie mientras los deslizas hacia arriba (hacia la parte superior de la cabeza). Encuentra la sutura escamosa, justo encima de las orejas. Explora un poco más y palpa la ligera aspereza o cresta a los lados del cráneo, sobre la sutura, cerca de la curva del hueso parietal cuando forma la parte superior del cráneo.

Esta es la zona de contacto para esta liberación: sobre las orejas y la sutura escamosa, justo debajo de la curva del hueso parietal, hacia la parte superior de la cabeza. Asegúrate de que estás detrás del hueso frontal quedándote justo encima de las orejas, o en la parte trasera del cráneo.

Con los dedos sobre los huesos parietales, sigue el ritmo craneosacral: los huesos y los dedos se mueven hacia dentro, hacia fuera, hacia dentro. Una vez que te sientas cómodo con el ritmo, sostén suavemente los parietales hacia dentro cuando el ritmo los empuje hacia fuera. Este sostén es más una intención que el resultado del uso de los músculos. Estabiliza los huesos parietales, sosteniéndolos hacia dentro con los dedos durante dos ciclos más del ritmo –medio minuto, o algo menos–. Después, afloja, sin dejar de permanecer ligeramente en contacto.

De nuevo, sigue el ritmo craneosacral durante dos o tres ciclos. Los parietales pueden, generalmente, entrar en un proceso de

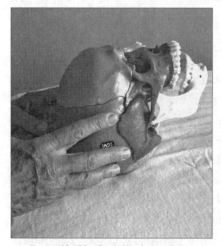 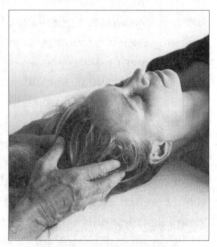

Ilustración 39a. Posición de los dedos sobre los huesos parietales.
Los dedos se colocan en los parietales, detrás de la sutura coronal con el hueso frontal, y encima de las suturas escamosas con los huesos temporales (ver además la ilustración 36).

Ilustración 39b. Posición de las manos para la liberación parietal.
Los dedos de ambas manos hacen contacto con los huesos parietales a los lados de la cabeza. El contacto es arriba, cerca de la curva redondeada de la parte superior del cráneo. Aquí, el terapeuta puede sentir las pequeñas crestas del hueso, creadas por las uniones musculares de la mandíbula.

liberación que es similar para muchos de los huesos del cráneo. Continúa tocando ligeramente, pero lleva la energía de las manos a tu propio cuerpo. Deja que tu atención se amplíe en lugar de concentrarse estrictamente en los parietales.

El factor más importante es tu presencia y el respeto hacia el sorprendente proceso del que formas parte. Sigue los indicios de liberación y trabaja con ellos.

Es posible que sientas alguna duda en un lado o en otro. Cuando las restricciones se aflojan, se restablece una mayor libertad de movimiento a lo largo de la sutura escamosa con los huesos temporales, y a lo largo de la sutura lambdoidea con el occipucio. La liberación de los huesos parietales influirá en la duramadre en su paso por la base de la bóveda craneal y el conducto dural.

Mientras continúas suavemente en contacto, sintonizado con el cuerpo del paciente, tal vez sientas tensión o relajación en el cuello y los hombros. Esto es más probable que suceda en sesiones posteriores, a medida que ganas experiencia.

Tanto si notas una liberación completa en cada sutura de los huesos parietales como solo algunas señales de liberación terapéutica, apártate tras algunos minutos. Con suavidad, pero también con firmeza, levanta las manos de la cabeza del paciente.

La base de la bóveda: el esfenoides

El esfenoides es, principalmente, un hueso interno que conecta el hueso frontal, los temporales y el occipital para formar la base de la bóveda craneal. A los lados, el esfenoides se curva hacia arriba para formar una superficie exterior en las sienes. Tomamos contacto con las alas mayores del esfenoides en las sienes, bajo la musculatura.

El esfenoides desempeña un papel principal en la estructura de la cabeza. Se articula con el resto de los huesos de la bóveda craneal e influye en el movimiento de los huesos faciales. Los nervios principales que se dirigen a los ojos, las mejillas, las encías y el paladar pasan a través de las aberturas en el esfenoides. Las limitaciones del tejido conectivo que lo rodea pueden afectar a estos nervios y a su funcionamiento.

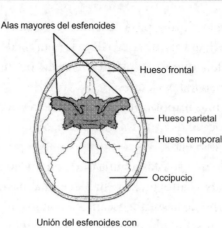

Alas mayores del esfenoides

Hueso frontal

Hueso parietal

Hueso temporal

Occipucio

Unión del esfenoides con
la base del occipucio

Ilustración 40. La base de la bóveda craneal.
Interior de la bóveda craneal vista desde arriba. El esfenoides forma una articulación única con la base del occipucio. En este punto, una almohadilla de cartílago permite un movimiento de balanceo entre estos huesos y la base interna de la bóveda craneal (ver además la ilustración 62, en el capítulo 8).

El esfenoides forma una articulación especial con el occipucio, la sincondrosis esfenobasilar. Una almohadilla de cartílago separa la porción posterior del esfenoides de la base del occipucio. Este cojín de tejido absorbente y flexible, ubicado profundamente en el cráneo, permite un movimiento de balanceo único en esta unión.

En los inicios de la terapia craneosacral, se pensaba que cualquier restricción del esfenoides podía atribuirse a una irregularidad en esta unión. Sin embargo, este punto de vista ignoraba la posición especial del esfenoides. Al estar en contacto con el resto de los huesos, es como una piedra angular en el interior del cráneo, por lo que la irregularidad en el movimiento de cualquier otro hueso craneal se transmite al esfenoides. Además, los huesos de la base craneal reaccionan ante las contracciones y desequilibrios del interior del organismo. Estos llegan a la zona superior desde la pelvis y el torso, los hombros y el cuello, a través de los músculos y el tejido conectivo. De este modo, la liberación de la contracción y el movimiento irregular del esfenoides puede interactuar con el tejido y las articulaciones de todo el cuerpo.

El modo tradicional de liberación del esfenoides, aunque está diseñado para la sincondrosis esfenobasilar, trabaja igualmente bien con este concepto más amplio. El procedimiento consta de dos partes, a las que me referiré como compresión y descompresión. En la primera, el hueso esfenoides se mueve hacia el occipucio, comprimiendo el cartílago en su base. Esto actúa como una limpieza inicial de los focos de energía o restricciones a lo largo de sus uniones con los huesos temporales y el occipucio. Paradójicamente, al movernos en la dirección de la compresión, aliviamos el suave tejido conectivo que ha mantenido los huesos comprimidos.

En la segunda parte del procedimiento, el esfenoides se mueve hacia delante, alejándose del temporal y el occipucio, hacia sus suturas con el frontal y los huesos de la boca y el rostro. El efecto de estos dos movimientos es «ejercitar» el tejido conectivo en todas las suturas del esfenoides. Este movimiento permite que este sienta y reexamine la condición de su conexión con el resto de los huesos de la bóveda craneal.

Con los antebrazos apoyados sobre la mesa, lleva las manos a ambos lados de la cabeza del paciente. Sitúa los pulgares en las sienes y deja que los dedos se apoyen donde se encuentren más cómodos. Por lo general, el meñique podrá alcanzar el occipucio.

Si tu mano no es lo suficientemente amplia como para tenerla en contacto con el occipucio y la sien, deja que los otros dedos se apoyen donde estén cómodos. Con los pulgares, mantente en contacto con las alas mayores del esfenoides, en las sienes.

Cuando se produce el fluido cerebroespinal, la bóveda craneal se expande, empujando al esfenoides hacia abajo, moviendo las alas mayores también hacia abajo, hacia el tronco del paciente.

Cuando el fluido cerebroespinal es absorbido, la bóveda craneal se contrae, arrastrando al esfenoides hacia arriba. Las alas mayores se mueven en la misma dirección, hacia la parte superior de la cabeza, hacia el bregma, el punto situado en la unión de las suturas coronal y sagital.

Presta atención al ritmo craneosacral, que mueve al esfenoides hacia abajo, en dirección al tronco, y hacia arriba, en dirección al bregma. Abajo y arriba, o arriba y abajo: un ritmo regular en las alas mayores del esfenoides.

Sigue el ritmo, observando su regularidad e inconsistencias.

En la primera parte de la liberación, usa tu imaginación para sugerir un movimiento hacia atrás, en dirección al occipucio y al temporal. El movimiento casi baja directamente hacia la mesa.

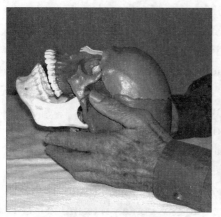 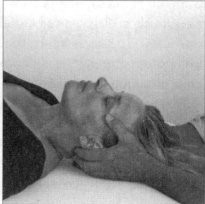

Ilustración 41a. Posición de los dedos sobre el esfenoides.

Ilustración 41b. Posición de las manos para la liberación del esfenoides.

Las manos hacen contacto ligeramente con ambos lados de la cabeza, de modo que los pulgares tocan cómodamente las sienes (justo detrás del rabillo del ojo). Aquí, las fibras musculares cubren las alas mayores del esfenoides a ambos lados de la cabeza. Los dedos tocan la cabeza, y los meñiques se curvan bajo el occipucio. La dirección de la liberación será, inicialmente, hacia atrás, hacia el occipucio y la parte posterior de la cabeza. En una segunda fase, el esfenoides se mueve hacia delante, hacia el hueso frontal (ver además la ilustración 64b, en el capítulo 8).

Cuando los pulgares se encuentren con el esfenoides, usa un toque ligero y pon la atención en tu postura y relajación física. Deja que las manos, los brazos y los hombros estén relajados. Desde tu centro, como si te encontraras a cierta distancia, observa y sigue cualquier movimiento del esfenoides hacia la base del occipucio. Ocasionalmente, descubrirás que recolocar los pulgares es de gran utilidad.

El movimiento del esfenoides puede ser desigual y gradual. Cuando se mueve hacia su articulación con la base del occipucio, las membranas que podrían haber estado oprimiéndolo se relajan, se liberan. Las tensiones a lo largo de los límites con el resto de los huesos craneales se reavivan; se detienen y se liberan.

Continúa mientras mantienes una sensación de movimiento y liberación. Prosigue con conciencia, respeto por el proceso y un tacto ligero. Cuando el movimiento se detenga, esta parte de la liberación estará completa. Entonces, visualiza un movimiento del esfenoides hacia delante, en dirección al hueso frontal, haciendo espacio en el lugar donde se une con la base del occipucio.

Este movimiento también podría ser desigual y gradual. Las alas mayores del esfenoides a menudo parecen virar hacia un lado u otro.

Mantén la atención y el respeto por la intención del cuerpo mientras tiene lugar la liberación. A medida que el esfenoides se mueve hacia delante, activa otras zonas de limitación del tejido suave. El tejido rígido puede entonces recuperar un equilibrio más funcional entre la contracción y la relajación.

Continúa hasta que notes cierta calma entre los pulgares y el esfenoides. Sigue el renovado ritmo durante un par de ciclos. A menudo, lo sentirás más constante y relajado. Entonces, con ligereza y claridad, aparta las manos de la cabeza del paciente.

Los lados inferiores del cráneo: los huesos temporales

El hueso temporal aloja el canal y el aparato auditivo, y da cobijo a la estructura externa de la oreja. El mecanismo responsable del equilibrio está ubicado profundamente en el temporal, en el interior del oído interno. Este hueso, además, proporciona una unión para la mandíbula inferior, justo frente al canal auditivo. Las importantes funciones auditivas, de equilibrio y masticación se realizan con mayor efectividad cuando el movimiento rítmico de los huesos temporales es sincrónico.

A través de las uniones musculares y de la articulación temporomandibular, la mandíbula inferior ejerce una inmensa presión sobre el hueso temporal. Rechinar o apretar los dientes habitualmente puede afectar a la flexibilidad y alineación de estos huesos. Hacerlo ante una emoción poderosa y desagradable puede provocar que la emoción quede registrada, así como un estado de tensión en el músculo y el tejido conectivo.

Los problemas de alineación de los dientes superiores e inferiores o las limitaciones en el uso de la mandíbula involucran a un conjunto de huesos, tejido conectivo y articulaciones. Entre ellos, el temporal, sus suturas con otros huesos, y todas sus conexiones de músculos y ligamentos son elementos claves.

El hueso temporal se une con el parietal, occipital y esfenoides. En nuestro trabajo, hasta ahora, hemos apoyado la liberación de las limitaciones entre la sutura escamosa y el hueso parietal, así como entre las suturas que rodean al esfenoides.

Nuestro objetivo al trabajar con el temporal es liberar las restricciones que se producen alrededor de sus suturas y contribuir al movimiento sincronizado de los huesos.

Hay tres formas de liberación en esta zona. La técnica del tirón de oreja es la más empleada con relación al hueso temporal: estimula una liberación general de las restricciones a lo largo de todas las suturas con el resto de los huesos. Debido a que esto ayuda a restaurar la libertad de movimiento en todas sus dimensiones, generalmente también potencia el movimiento sincronizado entre los huesos temporales.

Tanto la liberación mastoidea como la técnica de los tres dedos buscan el movimiento sincronizado. A menudo son más efectivas para ajustar que para lidiar con limitaciones graves en las suturas y el tejido conectivo.

Una extensión del hueso temporal (la porción petrosa) llega hasta la base craneal, entre el occipucio y el esfenoides. Cuando nos dirigimos al hueso temporal, apoyamos la liberación de las restricciones a través de esta importante zona. En concreto, la posición de la mano para la liberación mastoidea abarca tanto al occipucio como a los huesos temporales. Para un estudio preliminar, se incluye aquí la liberación mastoidea. Más tarde, cuando repitas sesiones terapéuticas completas, esta posición dará mejores resultados si se realiza justo después de la liberación atlanto-occipital.

La liberación del tirón de oreja

El cartílago del oído externo está firmemente anclado al hueso temporal. De este modo, actúa como una manivela a través de la cual sentimos el movimiento y apoyamos la liberación en una posición lateral (hacia fuera). Con los antebrazos apoyados sobre la mesa, sitúa los dedos de ambas manos detrás de las orejas del paciente. Coloca los pulgares frente a los oídos, casi en el canal auditivo, y agarra las orejas con el pulgar y el resto de los dedos. Haz contacto firmemente con las orejas, pero sin tirar ni ejercer fuerza.

Cuando estés colocado, lleva la atención a tu postura y comodidad. Mientras haces contacto físico, respeta siempre el espacio del paciente. Tú estás en tu centro, observando. Mantente abierto a cualquier movimiento o manifestación energética. Quizá sientas el ritmo craneosacral. Hay dos componentes en este movimiento. Con la producción y absorción de fluido cerebroespinal, la bóveda craneal se expande y se contrae, moviendo los huesos temporales hacia fuera y hacia dentro.

Mientras sujetas las orejas, siente también el segundo componente del ritmo, una rotación. Cuando la bóveda craneal se expande, la parte superior del hueso temporal rota hacia delante, regresando hacia el occipucio con cada contracción.

Inicialmente, sintoniza con el ritmo u otros movimientos que aparezcan. Visualiza el movimiento en una diagonal, tanto hacia fuera como hacia atrás (lateral y posterior). Esta liberación sigue la dirección de la porción petrosa del temporal, la extensión de hueso entre el esfenoides y el occipucio. El movimiento es gradual. Síguelo con la intención en lugar de usar la fuerza. El movimiento lateral ayuda al hueso temporal a volver a ganar espacio a lo largo de sus suturas con el occipucio y los parietales. El posterior ayuda a aliviar la contracción a lo largo de las suturas con el esfenoides y el occipucio.

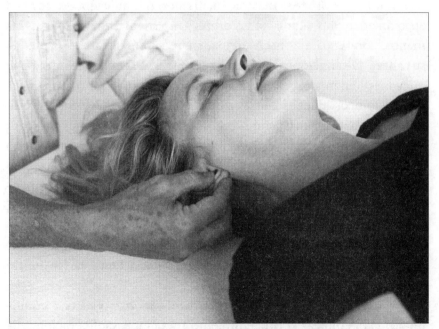

Ilustración 42. Liberación a través del tirón de oreja.
Los dedos agarran la oreja, sujetándola con suavidad, aunque firmemente. Tres dedos están detrás de la oreja; el pulgar se mantiene dentro del canal auditivo. La dirección de la liberación es en diagonal, hacia el lado y hacia atrás.

La técnica del tirón de oreja no tensa ni fuerza el oído externo. Con un ligero toque, señala tu intención, y después continúa hacia el lado y la parte trasera mientras el hueso temporal reacciona a ello. Puedes experimentar liberación y vacilación, como con el resto de los huesos craneales. Mantén tu intención y paciencia. Fíjate en cualquier señal de liberación terapéutica. Si la liberación es efectiva, notarás suavidad y sincronización en el movimiento a ambos lados.

Se trata de una repetición de la atención a algunas de estas suturas, desde nuevas direcciones. Al tratar de aliviar las zonas colapsadas con energía y tensión a lo largo de la sutura y en la duramadre, llevamos nuestra presencia y tacto a la bóveda craneal desde una dirección, y después desde la otra.

Cuando sientas que la liberación ha sido completa, apártate suavemente. Entonces, puedes continuar con las liberaciones mastoidea y de los tres dedos, o pasar directamente a la mandíbula.

La liberación mastoidea

Localiza el proceso mastoideo, el nudo redondeado que se halla aproximadamente detrás de las orejas del paciente. Ahora, coloca las manos, con las palmas hacia arriba, sobre la mesa, a ambos lados de su cabeza. Deslízalas por detrás del occipucio y el cuello, de modo que puedas sostener la cabeza manteniendo los pulgares sobre los procesos mastoideos. Puedes pasar los dedos por debajo del cuello, de forma que ambos os sintáis cómodos.

A medida que se produce el fluido cerebroespinal, el pulgar se ve empujado hacia fuera por el proceso mastoideo, y vuelve hacia dentro cuando el fluido es absorbido. Nota el ritmo craneosacral en el proceso mastoideo: empujando hacia fuera y volviendo hacia dentro en cada ciclo.

Evalúa la calidad del ritmo. ¿Están ambos lados sincronizados? ¿Se mueven al unísono? ¿El movimiento hacia fuera es tan fuerte como el que se produce hacia dentro?

A veces notarás variaciones a partir de un ritmo suave y equilibrado. Para emplear el procedimiento tradicional de liberación, elige el lado en que el movimiento sea más débil, o más lento en la fase hacia dentro del ciclo. Con un ligero roce, mantén estable ese lado

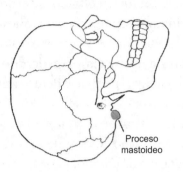

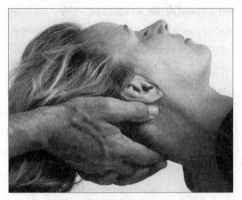

Proceso
mastoideo

Ilustración 43a. El proceso mastoideo.

**Ilustración 43b. Colocación de las manos
para la liberación mastoidea.**

Las manos sostienen la cabeza desde atrás, pero sin elevarla (la cabeza se ha levantado en
esta ilustración para mostrar la postura con mayor claridad). Los pulgares contactan con el
proceso mastoideo, un nudo redondeado en el hueso temporal, detrás de las orejas. Podemos
sentir el ritmo craneosacral, que empuja los pulgares hacia fuera y regresa hacia dentro.

más débil o lento durante dos ciclos, mientras sigues el ritmo con la
otra mano.

Deja que el ritmo regrese a ambos lados. Después, mantén el
otro lado durante dos ciclos. Deja que el ritmo regrese a ambos sec-
tores. Síguelo y evalúalo. ¿Está sincronizado y es constante?

Continúa supervisando ligeramente el proceso mastoideo con
los pulgares. Este procedimiento tradicional permite percibir el movimiento de los huesos temporales. Conforme adquieras más experiencia y sensibilidad, descubrirás que los temporales entran en un
proceso de liberación que no ha sido provocado por el terapeuta. Simplemente, permanece presente y consciente, siguiendo con interés las
variaciones de movimiento y energía. Con frecuencia, hacia el final del
proceso, tiene lugar un periodo de calma seguido por un retorno del
ritmo sincronizado, más completo y libre.

En el tratamiento detallado en el Apéndice I, la liberación mastoidea se sitúa inmediatamente después de la liberación atlanto-occipital. Mueve las manos cómodamente hasta adoptar una posición en
la que sostengas el occipucio. Entonces, notarás el conducto dural. A
continuación, mueve los pulgares para situarlos en los procesos mastoideos.

La técnica de los tres dedos

Localiza el proceso mastoideo tal como se describió anteriormente, y coloca allí el dedo anular.

Halla el arco cigomático. Es una cresta que se extiende desde el canal auditivo, horizontalmente, hasta la mejilla. Coloca el dedo índice sobre el arco, cerca del canal auditivo.

Con el índice sobre el arco cigomático, cerca de la oreja, y el anular sobre el proceso mastoideo, estabiliza la mano colocando el dedo corazón suavemente sobre la abertura del canal auditivo.

Es posible que sientas más de un componente del ritmo craneosacral. Localiza aquel que parece hacer rotar el hueso temporal, de modo que el dedo índice se mueva hacia la barbilla mientras el anular se aparta. Después ambos regresan, rotando hacia atrás.

Evalúa el grado de sincronización de estos movimientos rotatorios a ambos lados de la cabeza del paciente. Además, fíjate en si el ciclo es igualmente fuerte en las dos direcciones de la rotación.

Elige un lado y estabilízalo manteniendo el hueso temporal en su lugar con los dedos índice y anular, mientras examinas el ritmo con la otra mano. Haz un contacto ligero. Después de dos ciclos, afloja el contacto y evalúa ambos lados.

Repite el proceso en el otro lado. Tras dos ciclos, suéltalo.

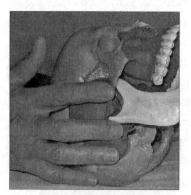
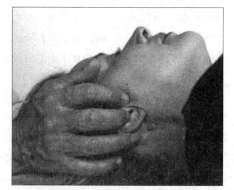

Ilustración 44a. Posición de los tres dedos.

Ilustración 44b. Posición de las manos para la técnica de los tres dedos.

A ambos lados de la cabeza, el índice se coloca sobre el arco cigomático, justo frente al canal auditivo, el corazón se sitúa directamente en el canal auditivo, y el anular se apoya sobre el proceso mastoideo, detrás de la oreja. El ritmo craneosacral puede sentirse con el índice y el anular, mientras el hueso temporal rota en un pequeño arco alrededor del dedo corazón.

Durante unos momentos, mantén las manos en ese lugar y examina ambos lados hasta que se reanude un ritmo mejorado y uniforme. Por último apártate suavemente.

La mandíbula inferior

A través de la boca y la mandíbula nos alimentamos y nos expresamos tanto verbal como físicamente. Si la articulación temporomandibular está contraída o sufre dolor, cualquiera de sus funciones naturales puede verse afectada. Al igual que la base pélvica, la mandíbula es compleja por su amplia variedad de funciones y por las emociones que se asocian a cada una de ellas.

Los músculos y la fascia de los hombros y del cuello llegan hasta el occipucio y los huesos temporales. Cualquier limitación en esta zona puede influir en la articulación temporomandibular. Por ello, será útil que nos dirijamos a estas zonas como se describió en el capítulo anterior.

Los músculos empleados en la masticación se extienden hacia arriba a ambos lados de la cabeza. De este modo, la acción de la mandíbula puede ejercer una gran presión sobre los huesos frontales, parietales y temporales. Si esta presión es irregular, los huesos se ven empujados repetidamente de manera asimétrica. Hasta ahora nos hemos encargado de estos huesos craneales por separado.

Apoya los antebrazos o los codos sobre la mesa y coloca las manos junto a la cabeza del paciente. Lleva los dedos de ambas manos a la mandíbula inferior, y sostenla ligeramente. Puedes doblar las puntas de los dedos alrededor de su borde. La intención es mantener un ligero contacto.

A continuación, lleva la atención a tu interior. Siente la presión de la silla que te sostiene; siente tus pies, apoyados en el suelo. Mientras permaneces presente, dando espacio al paciente, el tejido corporal a menudo comenzará a realinearse. Observa. Podrías notar movimientos en casi cualquier dirección, y cualquier indicio de liberación. El paciente tal vez perciba una liberación en la mandíbula, el cuello o, incluso, la pelvis. Durante este proceso, observa tu cuerpo, regresa a tu centro y colócate en una postura más cómoda. Continúa en contacto

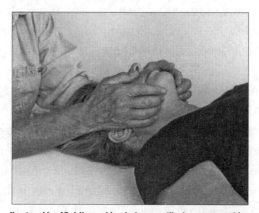

Ilustración 45. Liberación de la mandíbula: compresión.
Los dedos de ambas manos rodean la mandíbula para contactar con ella a lo largo de su borde inferior. La dirección ideal del movimiento es hacia arriba, mientras la mandíbula se mueve a los lados también hacia arriba en sus articulaciones con los huesos temporales.

durante algunos minutos, hasta que notes cierta sensación de calma y conclusión. Entonces, aparta las manos.

El enfoque más tradicional consiste en liberar la compresión o el desequilibrio de la articulación temporomandibular en dos fases. En la primera, vamos en la dirección de la compresión sosteniendo la estructura de la mandíbula y siguiendo hacia arriba, hacia la articulación. En la segunda fase, sostenemos la estructura de la mandíbula a ambos lados y seguimos hacia abajo, descomprimiendo la articulación.

Para este procedimiento en dos pasos, apoya los codos sobre la mesa y coloca las manos a ambos lados del rostro del paciente, como describí anteriormente. A continuación, curva los dedos alrededor del borde inferior de la mandíbula. Deja que el anular encuentre la hendidura que se halla cerca del ángulo posterior.

Imagina que la mandíbula se mueve hacia arriba, en su articulación con el hueso temporal. Esta es la dirección de la compresión, de la contracción y acortamiento del músculo. El objetivo es aliviar el estrés del músculo sobrecargado y del tejido conectivo. Con tu intención, sigue cualquier componente del movimiento en esta dirección.

Tras percibir algunas sensaciones de movimiento, vacilación y liberación, notarás cierta calma en la mandíbula. Abandona el contacto y desliza los dedos hacia los lados de esta, justo por encima del borde.

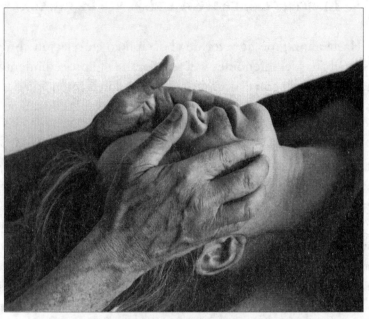

Ilustración 46. Liberación de la mandíbula: descompresión.
Los dedos tocan la estructura de la mandíbula a ambos lados, justo por encima
de la mandíbula inferior. La dirección del movimiento es hacia abajo, siguiendo
la mandíbula, que se separa de su articulación con el hueso temporal.

En concreto, contacta con la turgencia del músculo en el extremo, justo encima de la hendidura.

Presionando ligeramente para mantener un contacto firme, imagina el movimiento hacia abajo, alejándose de tu posición.

Mantén el contacto y la atención cuando notes vacilación, movimiento, alternancia de energía de lado a lado y liberación. Nuestro objetivo es propiciar el proceso de liberación que conllevará una suavización del tejido y un mayor rango de movimiento a ambos lados. Puedes mantener una intención firme, incluso mientras sigues en ligero contacto.

Cuando el movimiento se haga más suave y notes cierta calma, aparta las manos lentamente.

Puedes considerar que este es el fin de la sesión. Sin embargo, muchos terapeutas disfrutan realizando el siguiente procedimiento al final de cada sesión.

EL OCCIPUCIO: EL CV-4 Y EL PUNTO DE PARADA

Hasta ahora, me he referido al occipucio en relación con otros huesos: el atlas, el esfenoides y el temporal. Este procedimiento trabaja directamente con el occipucio, aunque con la intención de llegar más allá de él, al cuarto ventrículo del cerebro (ver las ilustraciones 2 en el capítulo 1, y 52, en el capítulo 7).

A veces, durante el proceso de liberación terapéutica, el ritmo craneosacral parece detenerse. Este suceso natural se denomina *punto de parada*. Cuando el ritmo se reanuda, generalmente es más fluido y fuerte.

Debido a los efectos aparentemente beneficiosos de este periodo de descanso, Sutherland y sus seguidores desarrollaron métodos para inducir a un punto de parada, sosteniendo una parte del cuerpo y disminuyendo la intensidad del ciclo del ritmo craneosacral. Esto se lleva a cabo con más facilidad en los tobillos y el occipucio. Si el ritmo se suspende temporalmente al principio de una sesión, algunas de las irregularidades menores podrían desaparecer.

La técnica CV-4 induce al punto de parada comprimiendo el occipucio tras el cuarto ventrículo del cerebro. Además de fortalecer y suavizar el ritmo craneosacral, este procedimiento puede ser útil para liberar la compresión alrededor de las suturas occipitales. Las prácticas que has realizado hasta ahora te han preparado para el delicado tacto que se emplea en el punto de parada.

Coloca las manos juntas, con las palmas hacia arriba y los dedos solapándose. Une las yemas de los pulgares. Esto provoca que la suave almohadilla de la base del pulgar gire hacia arriba. Pruébalo con tus propias manos.

En esta posición, las manos están apoyadas sobre la mesa. La zona redondeada y carnosa en la base de los pulgares queda expuesta a fin de proporcionar un lugar de apoyo para el occipucio del paciente.

Para descubrir esa zona en ti mismo, coloca los dedos de ambas manos en la parte de atrás de la cabeza. Localiza el punto sensible en el lambda, el punto de encuentro de las suturas sagitales y lambdoideas, justo por encima de la protuberancia occipital. A continuación, sigue las suturas lambdoideas hacia abajo y hacia fuera, en diagonal. La

sutura atraviesa una zona plana entre el proceso mastoideo y las uniones del músculo en la parte trasera del occipucio.

Esta zona con forma de lambda, casi triangular, define el occipucio. La base carnosa de los pulgares sostiene la cabeza en la amplia base
de este. Es importante mantenerse en él, lejos de las suturas sensibles.

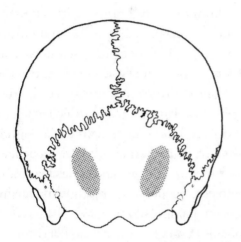

**Ilustración 47. Puntos
CV-4 en el occipucio.**
La zona sombreada es el área
general del occipucio que debe
apoyarse sobre las suaves
almohadillas de la base de los
pulgares. La zona de contacto no
tiene suturas, y se halla debajo de
la protuberancia occipital externa.

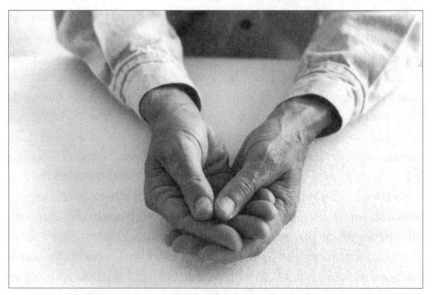

Ilustración 48. Posición de las manos para el punto de parada.
Coloca los dedos de una mano sobre los dedos de la otra. Después, une las puntas de los
pulgares. Esto proporciona una base para el occipucio del paciente, que se apoyará sobre
las carnosas almohadillas que cubren el primer metacarpo en la base de los pulgares.

El modo más efectivo de situar las manos es adoptar la posición correcta, y después deslizarlas hasta ponerlas en el lugar preciso mientras el paciente levanta la cabeza. Cuando las coloques, siéntete libre de pedirle a tu paciente que eleve la cabeza hasta que estés seguro de que sostienes solo el occipucio. Modifica la posición de las manos hasta que te sientas cómodo.

Al colocar las manos, los hombros y los brazos podrían tensarse. Tómate tiempo para dejar que los hombros caigan y los músculos se relajen. Mantén tu centro. Notarás que el occipucio se hincha hacia fuera contra tus manos, y que regresa después a su posición, con cada ciclo del ritmo craneosacral. Sigue el ritmo durante varios ciclos, percibiendo las variaciones entre ambos lados, y en el propio ciclo.

El enfoque tradicional es continuar con el ciclo hacia dentro y seguir sosteniendo. Este sostén ha de realizarse más a través de la intención y la presencia que por medio de la presión de las manos. De hecho, la presencia y el respeto por el proceso interior son mucho más poderosos que cualquier presión manipuladora.

Cuando te sientas preparado, muévete con el ciclo del ritmo que va hacia dentro, y sostén ligeramente. Sé consciente del ritmo y respetuoso con él, aunque debes persistir en tu intención de estabilizar el occipucio hacia dentro.

Al igual que con los otros procedimientos, tal vez experimentes alguna liberación de energía: calor, electricidad o dolor. Con frecuencia, los terapeutas sienten la energía moviéndose con un efecto de *ping-pong*, de lado a lado.

El ritmo puede detenerse brevemente, y después reanudarse. Limítate a quedarte ahí, observando, presente y respetuoso.

Cuando se hayan detenido todos los movimientos e indicios de liberación terapéutica, continúa sosteniendo durante algunos segundos. Después, disminuye el grado de contacto e intención, mientras mantienes las manos casi en la misma posición. Observa las características del movimiento a medida que el ritmo se reanuda. Podría ser vacilante al principio, y después ganar velocidad. Continúa con las manos en la misma posición hasta que el ciclo se estabilice. ¿Cómo es el ritmo, comparado con el que observaste antes del punto de parada? ¿Cuál ha sido la experiencia de tu paciente?

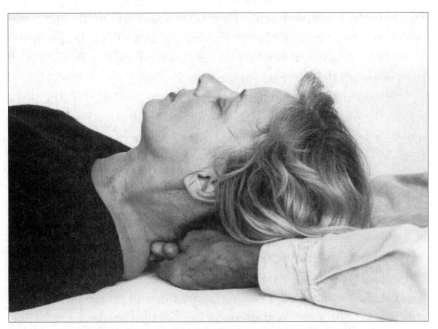

Ilustración 49. Colocación de las manos para el punto de parada.
El occipucio se apoya sobre las suaves almohadillas de la base de los pulgares.
Asegúrate de sostenerlo y no ejerzas ninguna presión en la sutura lambdoidea
a ambos lados. Puedes sentir el ritmo craneosacral que presiona el occipucio
hacia fuera, contra las manos, y después vuelve hacia dentro.

FINALIZACIÓN

Una sesión craneosacral completa incluye las estaciones de escucha, las liberaciones del cuerpo y las liberaciones craneales. La fase de finalización que viene a continuación es tan importante como los procedimientos de liberación. La finalización proporciona un regreso a la conciencia ordinaria y una integración de los cambios fisiológicos. El papel del terapeuta incluye señalar al paciente que es el momento de regresar, sin dejar de mantenerse presente y dándole espacio.

El paciente, al final de la sesión, se encuentra a menudo en un profundo estado de relajación. Los ajustes energéticos y físicos que se han intensificado durante la sesión podrían continuar durante horas o días. Sin embargo, este es el momento de que el paciente regrese a un estado ordinario de conciencia. Puedes indicarle esto mediante el tacto y las palabras. Me resulta útil moverme desde la cabeza hasta el tronco, tocando brevemente, como en las estaciones de escucha.

Suavemente, balanceo las piernas y les doy a los pies un pequeño masaje. Esto marca un cambio en el ritmo, y ayuda a llevar la conciencia al cuerpo y a la tierra después de habernos concentrado tanto en la parte superior del cuerpo y en la cabeza.

Hago este contacto de un modo claro y preciso, y después me aparto. Es importante dar espacio, permitir que el paciente sienta lo que sucede en su interior. No es un momento para prolongar el contacto, ni para abrazarse o comenzar una larga conversación. Parte del proceso de transición e integración del paciente requiere que se levante de la mesa de masaje y dé algunos pasos. Como terapeuta, permanezco presente, pero apartado, mientras el paciente reconecta con el suelo y experimenta su cuerpo de nuevo.

Durante esta transición, la presencia física del terapeuta debe ser tranquilizante y de apoyo. Por lo tanto, permanece en la habitación hasta que el paciente haya vuelto claramente a un estado ordinario de conciencia. Entonces, será el momento para las palabras finales o el abrazo.

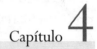

Más allá de la técnica: integración, evaluación

Las estaciones de escucha, las liberaciones del cuerpo y las liberaciones craneales constituyen una sesión completa de terapia craneosacral. Este procedimiento «paso a paso» constituye un protocolo estándar que trabaja con muchos puntos cruciales del organismo, lugares que manifiestan respuestas aprendidas, como dolor, movimiento limitado o restricciones funcionales. Incluso el profesional que está empezando puede ayudar a individuos que sufren estos síntomas mediante una aplicación cuidadosa y sensible del protocolo craneosacral.

A través de la repetición de este protocolo, dando y recibiendo sesiones, crece la conciencia interior del terapeuta. Aprende, con la mente y el cuerpo, cómo ayuda este trabajo, y cómo operan estos procedimientos entre paciente y terapeuta. El paciente también descubre, con la mente y el cuerpo, qué esperar y cómo beneficiarse de las sesiones craneosacrales.

Por lo tanto, mi recomendación para los nuevos terapeutas es que lleven a cabo tantas sesiones completas como les sea posible, para que aprendan a través de la práctica. Observad y fomentad el desarrollo de estas habilidades y actitudes: la habilidad de tocar con precisión, aunque suavemente; la conciencia de uno mismo, también como paciente; la capacidad de escuchar las directrices del propio cuerpo; la actitud de respeto y asombro hacia el proceso en el que estamos involucrados, o la habilidad de permanecer firme y centrado mientras damos espacio al paciente. Experimentad el placer de ser parte de estos procesos increíblemente efectivos.

INTEGRACIÓN

Después de descubrir la terapia craneosacral, muchos terapeutas se preguntan: «¿Cómo podría integrarla en mi trabajo actual?». Muchos profesionales que ofrecen masaje, shiatsu o reflexología desearían aprender a incluirla en sus sesiones.

Muchos terapeutas comienzan por incluir, en sus sesiones habituales, una parte de lo que han aprendido. Sin embargo, creo que esto es un error. Para conocer realmente los fundamentos de la terapia craneosacral, para descubrir totalmente su potencial, es importante ofrecer sesiones completas, separadas de cualquier otra modalidad. Gracias a ellas, el terapeuta aprende desde el interior. Aprende más sobre la calidad del tacto, sobre el proceso de liberación, sobre las conexiones y los patrones del cuerpo.

De este modo, este trabajo debe integrarse primero en el conocimiento interior del terapeuta. Esto es fundamental, puesto que la terapia craneosacral es mucho más que un conjunto de procedimientos. La terapia craneosacral combina una filosofía de sanación con el desarrollo de cualidades y habilidades personales.

Es la práctica repetida de estas habilidades, cualidades y filosofía la que conduce a una integración interior, a un conocimiento interno de esta terapia.

Al final, la integración de las modalidades se producirá de forma natural y espontánea. El terapeuta se descubrirá integrando el tacto y los procedimientos de otras muchas fuentes, sin esfuerzo o sin haberlo planeado conscientemente. Esto da lugar a una integración realmente efectiva de las distintas modalidades de terapia.

EVALUACIÓN

La evaluación es el proceso mediante el cual tomamos conciencia de los patrones de fluidez y contracción que manifiesta el paciente. La evaluación conduce al profesional a examinar el todo antes de comenzar con una parte y a mantener una visión amplia en lugar de concentrarse en un solo punto.

En el primer capítulo de este libro, presenté las estaciones de escucha como una práctica introducción a las sesiones y al proceso de evaluación. A través del tacto, la «observación» y la «escucha» de estos puntos, desde los tobillos hasta la cabeza, somos capaces de observar indicios de fluidez o concentración, así como cambios en la calidad del ritmo craneosacral.

Cuando palpamos los dos lados del cuerpo, una falta de simetría en el ritmo craneosacral nos señala la existencia de una contracción asimétrica en los músculos o el tejido conectivo. Un ritmo simétrico, pero limitado, nos indica una contracción más general del tejido. Normalmente, esa contracción generalizada interrumpe la transmisión tanto del fluido como de la energía del cuerpo. Esto interfiere en el movimiento de cohesión entre las diferentes partes del organismo.

La calidad de la energía corporal es otra señal útil que nos indica el grado de libertad o limitación de las funciones corporales. Sin embargo, no está tan claramente definida o descrita como el ritmo craneosacral. Distintos profesionales de la sanación han desarrollado su propio vocabulario para hablar de la energía corporal. A menudo, las percepciones y descripciones que hacen de ella difieren entre sí, y la liberan o la tratan con una gran variedad de técnicas. El punto en común es que algunos experimentados masajistas o terapeutas corporales a menudo comienzan a «ver» más de lo que consigue ver un ojo inexperto. Pueden percibir colores o sensaciones físicas, obtener imágenes mentales de órganos internos, o simplemente colocan las manos en el lugar al que se sienten guiados. Estas son habilidades naturales. No obstante, en la sociedad moderna, a menudo las ignoramos. Cuando practiques la terapia craneosacral, comenzarás a notar el despertar de una conciencia más amplia. Tarde o temprano, puede sucederte, y probablemente cambie de forma a medida que adquieras más experiencia.

No hay que usar un vocabulario especial, ni existe un conjunto de señales apropiadas que debes advertir. El secreto del despertar de tu conciencia radica en hacerte cada vez más consciente de tus percepciones sutiles e intuiciones. Cualquier cosa que notes es lo «correcto» en ese momento. Con frecuencia, el ritmo craneosacral no será el principal punto de atención. Lo importante es atender a cualquier señal que el cuerpo manifieste, y abandonar los conceptos o lecciones aprendidos que restrinjan cómo o qué percibes. De este modo, te abrirás al continuo desarrollo de tu percepción y habilidad.

Tu creciente conciencia y sensibilidad interna surgen del diálogo interior entre el paciente y el terapeuta. Este diálogo, por debajo del nivel de conciencia habitual, puede encontrar muchos modos de expresión verbal. Cada uno de nosotros percibe al otro desde el contexto de su vida y experiencia personal. Tu experiencia podría ser distinta de la del paciente, y ésta podría ser diferente de alguna «realidad» más profunda. Su función es avisarte, hacerte una señal. Las imágenes y sensaciones que cada uno de nosotros encontramos más significativas tal vez no sean científicamente precisas, pero son apropiadas y útiles desde el punto de vista personal. Por tanto, mantente abierto a los diferentes puntos de vista, a los diversos modos de experimentar y expresar.

La evaluación puede exigir, además, poner en palabras las impresiones y asunciones que se hayan elevado por encima del nivel de conciencia habitual. El hecho de tener que encontrar las palabras adecuadas propicia la comunicación y el aprendizaje del profesional, tanto entre este y el paciente como entre distintos profesionales. Si formulo una impresión de lo que percibo antes de la sesión, aprendo sobre la realidad y el significado de mis observaciones mientras procedo. Aprendo a corregir mis impresiones y asunciones, y a aplicar esto a futuras sesiones.

Al describir mi experiencia, uso un lenguaje coloquial. Intento describir sin interpretaciones ni juicios. Esto me permite mantenerme abierto a nueva información y a nuevas posibilidades. Lee el Apéndice II para obtener algunas indicaciones más sobre el uso de las palabras en nuestro trabajo.

En la segunda parte, que, idealmente, deberá abordarse tras varios meses de experiencia, hablaré de nuevo del tacto y la evaluación. Entonces, ahondaré en los detalles, basándome en tu mayor experiencia con esta terapia.

COMBINANDO LA EVALUACIÓN Y EL TRATAMIENTO

Aunque a menudo pensamos en las estaciones de escucha en términos de evaluación, y en las liberaciones como tratamiento, no hay una línea divisoria clara. Desde los primeros momentos de contacto, ambas se producen. Paciente y terapeuta empiezan a conocerse mutuamente (evaluación) a partir de las primeras palabras, la primera mirada, el primer contacto. Igualmente, el cuerpo reacciona inmediatamente. Con solo un ligero masaje en los tobillos, por ejemplo, el ritmo craneosacral puede detenerse, la respiración cambiar y el paciente relajarse visiblemente mientras se modifica su tono muscular. A través de las estaciones de escucha tienen lugar cambios en el flujo o la concentración de la energía corporal. Los indicios de la liberación terapéutica acompañan al terapeuta mientras este avanza por el cuerpo. De esta forma, las estaciones de escucha forman, claramente, parte de la fase de tratamiento de la sesión.

De modo parecido, mientras el terapeuta pasa a las liberaciones, trabajará con mayor eficacia si mantiene al mismo tiempo una actitud de evaluación. La actitud de evaluación nos recuerda que debemos conservar una amplia visión y una mente abierta, ser receptivos a los patrones de cambio y a las posibilidades a medida que la sesión progresa y darle espacio al paciente mientras, al mismo tiempo, mantenemos nuestro propio espacio.

Yo suelo mantener una perspectiva amplia. Cuando toco un lugar concreto, intento estar atento a todo el cuerpo, abierto a cualquier indicio que pueda percibir, tanto cerca del lugar que toco como más lejos. No me muevo a cada lugar que llama mi atención. En lugar de eso, reconozco que cada organismo tiene su propio conjunto de conexiones, y observo estas conexiones únicas cuando se manifiestan. Me asombra la manera en que el cuerpo puede aprovecharse del más ligero masaje o energía para sanarse cuando se le da el espacio y el apoyo necesarios.

Mantengo la mente abierta a lo inesperado. Reconozco que cada paciente es un individuo único con un patrón único de contracciones, y un camino único de desarrollo y liberación. Las férreas nociones acerca de lo que ayudará, o de lo que esa persona necesita, interfieren en el proceso. Abarrotan el espacio, limitando las posibilidades. Al mantener la mente abierta, transmitimos una sensación de espacio. El cuerpo/ser que se halla sobre la mesa siente que es realmente libre para moverse en cualquier dirección, y eso es de gran utilidad. Debido a que continuamente me sorprende y satisface lo que ocurre, las sesiones siguen pareciéndome interesantes.

Le doy espacio, física y mentalmente, al paciente. A menudo, la intensidad y la sutilidad de la sesión seducen al terapeuta. A veces, puedo cerrar los ojos, concentrándome en un punto concreto, e inclinándome hacia el paciente. Este puede sentirse presionado, agobiado, aunque mi tacto siga siendo ligero. Por tanto, repetidamente devuelvo la atención a mi propio cuerpo, a mi energía. Me quedo de pie o sentado cómodamente, con el cuerpo erguido y equilibrado en mi interior, y la energía libre y fluida. Si el trabajo se vuelve demasiado intenso, tomo contacto de nuevo con el suelo y recupero mi espacio personal, incluso mientras sigo en contacto con el paciente. Esto tiene como resultado una mayor sensación de libertad para el paciente y de comodidad para mí como terapeuta, incluso aunque mantenga un fuerte contacto.

Poseer una visión amplia implica también permanecer consciente de mí mismo. Soy consciente de mi energía y de mi postura. Además, intento desarrollar una conciencia de mis propios dolores y constricciones personales, físicas y emocionales. Este sutil trabajo tiene el poder de descubrir capas de dolor y pérdida, tanto en el terapeuta como en el paciente. Si soy consciente de lo que es mío, si lo reconozco y lo acepto, seré capaz de mantenerme tranquilo y seguro mientras el dolor del paciente sale a la superficie. Gracias a mi experiencia personal, puedo apoyarle en su viaje sin la necesidad de interferir ni controlar. Puedo permitir que experimente su dolor, y respetar su camino personal hacia la liberación.

RESPONDER A LOS SÍNTOMAS

Muchas sesiones comienzan con el informe por parte del paciente de algún dolor o limitación. Generalmente, estos síntomas están localizados en varios lugares de su cuerpo. Las estaciones de escucha y la sesión en sí misma amplían la imagen, revelando una mayor cantidad de restricciones de las que nos informó el paciente. Esto es así porque la mayoría de nosotros tenemos la habilidad de suprimir nuestra conciencia del dolor o de la disfunción. A pesar de la lesión o el trauma, sentimos la necesidad de continuar con nuestro día a día, de mirar más allá de nuestros dolores o limitaciones. Tendemos a suprimir la conciencia del cuerpo hasta que, con el estrés continuado o las lesiones repetidas, este nos envía señales muy fuertes, que se convierten en síntomas que nos exigen que prestemos atención al cuerpo y que, finalmente, nos llevan a la terapia.

Sin embargo, como terapeutas, queremos observar el cuerpo en su totalidad, dirigirnos al patrón más amplio, en lugar de solamente al síntoma más fuerte. Las estaciones de escucha y las liberaciones nos proporcionan un protocolo de tratamiento que nos anima a hacer esto: equilibrar nuestro tiempo y energía, nuestra observación y nuestra respuesta sobre muchas zonas del cuerpo. La sensibilidad que hemos desarrollado a través de las repetidas prácticas nos conduce durante el proceso, a nuestro propio ritmo.

Colocar las manos en los puntos de mayor dolor puede ayudar al terapeuta a sentir este dolor de un modo más inmediato, y a percibir algunas de sus conexiones con otras partes del organismo. Sin embargo, a veces no es aconsejable permanecer en un lugar muy doloroso esperando las liberaciones. Tal contacto directo, si es prolongado, solo podría intensificar los síntomas. Generalmente, potenciamos la liberación del dolor grave colocando las manos cerca del lugar dolorido, o en zonas que parecen estar conectadas. Esto ayuda al tejido conectivo y a los órganos a restablecer el flujo y la comunicación a través del punto contracturado.

Siempre es útil trabajar con el cuerpo en su totalidad, sin importar el síntoma o la molestia. Cuando tocamos otros puntos, aunque nos parezcan menos importantes, a menudo descubrimos que la liberación en ellos contribuye en gran medida al alivio de los síntomas. En ocasiones, estas conexiones aparecen mientras escuchamos las estaciones; a veces, las descubrimos más tarde; en otros casos, una liberación en un punto distante puede ser toda una sorpresa tanto para el terapeuta como para el paciente.

EL CONTEXTO DE LA SANACIÓN

El proceso de sanación comienza mucho antes de la sesión, y continúa después de ella. Se trata de un proceso de ajuste en todo el organismo y en la persona en sí. Nosotros realizamos nuestro trabajo durante solo un breve momento de la vida del paciente. Si respetamos ese proceso, trabajamos con él en lugar de intentar remontarlo o eludirlo. Reconocemos que en el cuerpo hay sabiduría, incluso cuando esta sabiduría no parece clara para la mente o para nuestra sensibilidad intuitiva. Generalmente, resulta más efectivo seguir el patrón cambiante a través del cuerpo que concentrarnos únicamente en algunos lugares. El cuerpo puede integrar y emplear con mayor eficacia un gran número de pequeñas liberaciones que una única gran liberación. La integración y estabilización de un patrón de fluidez y movimiento más libre continúa durante horas o días después de la sesión.

FLEXIBILIDAD

Tradicionalmente, los terapeutas han detallado instrucciones muy específicas a través de las cuales se produce la liberación. Estas instrucciones nacen de un concepto idealizado de la anatomía craneal y del ritmo craneosacral. Por simplicidad, tienden a ver cada hueso y sus suturas independientemente de la matriz completa de tejido conectivo.

En realidad, siempre tratamos con una compleja interconexión de libertad y limitación. El camino para una mejora funcional y una mayor libertad de movimiento es distinto en cada individuo. Por tanto, siempre es importante mantenerse sensible y consciente de las señales que recibimos del cuerpo del paciente. Si una liberación no funciona del modo en que se describe, relájate, mantén el contacto y apoya aquello que el tejido trate de hacer. Siempre que me he mantenido con el tejido a través de todos sus movimientos he tenido éxito, incluso cuando este no parecía ir en la dirección «adecuada».

CUIDANDO DEL TERAPEUTA

Tanto si exploras el ritmo craneosacral a través de los ejercicios de autopalpación como si practicas las estaciones de escucha y las liberaciones en un paciente, te animo a ser consciente de tu propia respiración, de tu estado de relajación o tensión y de tu comodidad física. Esta actitud de conciencia y cuidado es importante para el desarrollo a largo plazo de tu capacidad sanadora.

El «ser» es parte del entorno de sanación que rodea al paciente. Cuanto más sano estés, más beneficioso será el entorno global.

El cuidado del ser forma parte de la objetividad que necesitamos para desarrollar una percepción global de la situación que te involucra con tu paciente. Limitar la atención a un punto puede parecer, inicialmente, que ofrece un gran paso hacia delante para el paciente. Sin embargo, tal mejoría aparente podría no perdurar si no encaja con la imagen más amplia de su proceso de sanación. Dar espacio es un instrumento de sanación mucho más poderoso que intentar forzar o dirigir el proceso. Aquí, la paciencia y la confianza en el proceso sanador son, a menudo, más beneficiosas que empujar o sacrificar al ser por un resultado gratificante inmediato.

Cuidar del ser puede significar también permitirnos tomar más distancia con el tratamiento, mover nuestro cuerpo o simplemente obtener una visión diferente del proceso. Respirar libremente y permanecer en tu propio cuerpo implica que puedes continuar proporcionándoles al paciente y a la situación un instrumento lleno de recursos: tú mismo.

Recibir sesiones regulares de terapia craneosacral y de otras modalidades de trabajo corporal te ayuda además a mantenerte renovado y presente en el proceso de sanación. El terapeuta que está presente con su energía vital es aquel que se involucra en su propio proceso personal de crecimiento y transformación. La confianza en el proceso de sanación se afirma cuando lo experimentas en ti mismo.

En resumen: cuida de ti mismo, tanto durante las sesiones como fuera de ellas.

RECUPERACIÓN

Al liberar limitaciones crónicas, la terapia craneosacral muestra al tejido corporal que puede abarcar de nuevo, y con seguridad, un rango de movimiento más amplio. Los procesos de liberación comienzan durante la sesión, pero continúan después de que finalice. Con frecuencia, el tejido continuará experimentando posibilidades de movimiento, liberación e integración durante las horas o días posteriores.

Tras una sesión completa, el cuerpo se encuentra más abierto y vulnerable que antes. Al reaccionar a las manos del terapeuta, se ha desprovisto de sus defensas naturales, defensas que le han valido hasta entonces. Después de la sesión, el paciente vuelve a su estado ordinario de conciencia, restableciendo su contacto terrenal y su presencia en el aquí y ahora.

Es mejor evitar situaciones de estrés justo después de una sesión, como conducir con tráfico denso, comprar o lidiar con las exigencias de otros. En cierta ocasión, después de una sesión especialmente agradable, me puse al volante de mi coche y conduje durante casi una hora, con un intenso tráfico, para llegar a casa. Podía sentir que los beneficios de la sesión desaparecían a medida que la tensión se restablecía en mi cuerpo. Cuando el tejido ha aprendido a prepararse para enfrentarse a los problemas, tarda poco en desencadenar la respuesta defensiva de tensión, hinchazón y dolor.

Se recomienda cierto retiro y descanso después de una sesión, en concordancia con el grado de liberación que haya tenido lugar. Sugiérele a tu paciente que se quede tumbado sobre la mesa durante un tiempo, o que dé un suave paseo antes de entrar en el coche o el transporte público. El movimiento natural que produce un paseo ligero, o incluso sentarse tranquilamente en medio de la naturaleza, puede resultar muy beneficioso para continuar con el proceso de reintegración en cada plano de conciencia.

Por otra parte, el contacto con la naturaleza y las actividades sencillas también es saludable. El cuerpo, mientras se mueve al caminar, integra los cambios que tuvieron lugar en la sesión. La práctica craneosacral induce a un estado muy relajado, un estado alterado de conciencia que puede ser muy atractivo. Si la sanación implica una mayor capacidad de funcionamiento en el entorno actual, en el aquí y ahora, eso significa que ese despertar a la conciencia y a la actividad ordinaria es parte del proceso. De nuevo, el objetivo es expandir la conciencia y la capacidad en lugar de suprimir el dolor y las zonas problemáticas. Con la recuperación llega una renovada y gradual participación en la vida.

LIBERACIÓN EMOCIONAL

Cuando profundizamos en la liberación y la sanación, el paciente con frecuencia experimenta imágenes, recuerdos, sensaciones y emociones inusuales, a veces muy poderosos. Cuando compartes una situación tan intensa con un paciente, es especialmente importante que seas consciente de las reacciones emocionales, mentales y físicas que pueden desencadenarse en ti.

Si el paciente está entrando en una liberación emocionalmente cargada, por lo general, es correcto asumir que ese es el momento y el lugar apropiados para que aquella ocurra. Además, también es correcto asumir que el paciente tiene los recursos interiores necesarios para pasar por ello y beneficiarse de la experiencia y la liberación.

Mi respuesta como profesional es permanecer tranquilamente presente, y servir de apoyo. A menudo es suficiente con estar allí, sin decir nada. Como paciente, es maravilloso sentirse apoyado, y ser capaz de expresar y experimentar profundas emociones. Para el terapeuta, no resulta muy ventajoso involucrarse en esta parte de la experiencia del paciente.

Si deseas usar palabras, hazlo de un modo tan ligero como el tacto que has aprendido a ofrecer con las manos. Una palabra muy útil es un sencillo *sí*, para afirmar la experiencia del paciente. Puedes preguntar sencillamente: «¿Puedes contarme algo sobre lo que estás experimentando?». Otra opción es pedirle que describa la experiencia o imagen con mayor profundidad. Repite algunas partes de la descripción para reafirmarle tu presencia y atención. Pregunta por los colores, sentimientos, olores o formas asociadas si la descripción parece muy intelectual. Sigue tu intuición, pero mantén una intervención mínima.

Es fundamental dejar que el paciente tenga aquella experiencia para la que está preparado. Un ligero contacto, verbal y personal, es tan importante aquí como en las liberaciones craneales. No hay necesidad de obtener todos los detalles, o de conseguir un relato lógicamente cohesivo. Buscar más detalles podría provocar dolor, en lugar de la sanación. Cuando el cuerpo está descansado y en paz, el proceso de liberación es completo. Déjalo libre y muévete con el paciente hacia lo que ocurra a continuación.

Después de una liberación emocional, ¿cómo evalúas la experiencia? La verbalización y la expresión emocional son, generalmente, intrigantes y gratificantes tanto para el terapeuta como para el paciente. Dan a la mente más temas sobre los que meditar. A veces, tendemos a juzgar una sesión por las emociones expresadas.

Sin embargo, el cambio físico y biológico es gradual. Tratamos con un ser totalmente interconectado. No hay evidencia alguna que indique que las fuertes liberaciones emocionales, o que las historias más fascinantes, sean más profundamente liberadoras y renovadoras que las sesiones más tranquilas acompañadas de una clara liberación terapéutica.

RECUERDOS

A veces, hay un recuerdo coherente e irresistible, o una historia asociada a una liberación emocional. ¿Es cierta esa historia?

Mi experiencia me sugiere que no podemos evaluar la validez de la historia, sin importar lo coherente e irresistible que sea. Quedarse atrapado en un interrogatorio sobre si la historia o el recuerdo ocurrieron en realidad es perder el punto de vista terapéutico de la imagen o experiencia.

Las historias, imágenes y emociones asociadas a la liberación terapéutica parecen ser parte de los medios con los que cuenta el individuo para lidiar con la limitación, una limitación que podría implicar la existencia de lesiones antiguas en el tejido, recuerdos dolorosos, miedo o ansiedad.

La «historia» cargada de emociones y recuerdos aparentes durante una liberación podría ser una metáfora construida por el yo inconsciente para dramatizar y llevar a la conciencia ciertos asuntos cruciales. Creer o no creer en el relato parece menos importante que sacar a la conciencia los asuntos que este representa. El tiempo y la implicación en el proceso vital proporcionarán integración y sanación.

¿Físico, mental, emocional o espiritual?

La mente inquisitiva crea polaridades: conciencia e inconsciencia, materia y espíritu, materia y energía, plano físico y emocional, plano mental y emocional, religión y ciencia. Hemos aprendido a definir conceptos de modo que estos se excluyan entre sí, en lugar de hacerlos inclusivos.

La práctica craneosacral une la ciencia física y la conciencia en su investigación, método y discurso. Trata esto como una unidad, en lugar de como aspectos que compiten entre sí. Por ejemplo, contempla cualquier fenómeno fisiológico como una manifestación de lo físico, lo no consciente y la conciencia actuando como una unidad.

Si hablamos de liberación emocional, esto se debe a que la emoción resulta muy evidente. Pero la liberación emocional siempre tiene lugar en el contexto de la liberación física del tejido. Los terapeutas con mayor experiencia en terapia craneosacral tratan, además, con la dimensión espiritual... tanto la suya como la del paciente. Parece que, aunque definamos estos ámbitos de forma distintiva, en realidad existen como una unidad en el interior de cada persona. La presencia de una de estas dimensiones es una señal de que todas las demás están también involucradas.

Resolvemos los problemas de las polaridades asentadas en nuestras mentes no a través del análisis, sino mediante la conciencia profunda y la apertura a la experiencia.

Energía sanadora y energía sexual

A veces, el terapeuta y el paciente se sienten mutuamente atraídos, romántica o sexualmente. ¿Cómo encajan estos sentimientos e impulsos en el contexto de una relación curativa?

Quizá es nuestro condicionamiento social, o nuestro modo aprendido de pensar, lo que hace que nos sorprendamos cuando esto ocurre. En algún profundo lugar de nuestro interior, las energías humanas no están separadas, sino que son solo una. Cuando nos involucramos íntimamente con otra persona, es natural tener sentimientos de ternura, afecto o atracción sexual.

Es esencial que, dentro de la relación terapéutica, el paciente se sienta libre para explorar y expresarse física y emocionalmente. El tacto y el apoyo del terapeuta animan a esta exploración. Al mismo tiempo, el terapeuta necesita estar centrado y calmado, y ser respetuoso con estos lazos para proporcionar un entorno seguro en el que el paciente pueda explorar.

Los asuntos dolorosos o las necesidades del terapeuta con frecuencia afloran durante la sesión. Por esa razón es tan importante que sea consciente de ellos, los acepte y los solucione. Cuando el terapeuta usa la sesión para meditar y expresar estas necesidades, el entorno deja de ser seguro para el paciente.

Tanto la energía de la transformación sanadora como la de la expresión sexual son intensas manifestaciones de la energía humana. Las dos pueden cambiar la vida, ser arrolladoras y emocionantes, así como confusas.

La terapia y la amistad son relaciones distintas. Cuando dos personas se involucran íntimamente, la relación terapéutica termina. Es extremadamente difícil que el terapeuta se mantenga tranquilo, compasivo, objetivo y consciente de toda la situación, y además esté románticamente involucrado. El amor o el sexo despiertan nuestras expectativas más profundas, nuestros miedos, esperanzas y demandas. A largo plazo, resolveremos esto con nuestra pareja. Es un proceso de descubrimiento y surgimiento de nuevos modos de vivir y amar. Los dos miembros de la pareja son iguales, y ambos descubren, exploran y comparten.

La relación terapéutica tiene cierto atractivo. El paciente experimenta al terapeuta como la persona que más lo cuida, apoya y nutre. La naturaleza del trabajo es ser capaz de mantenerse así durante horas. No obstante, esta no es una descripción precisa del terapeuta. Nadie es así todo el tiempo.

El terapeuta experimenta al paciente como la persona más abierta, vulnerable, valiente, ansiosa de ponerse a trabajar con su vida y dispuesta a compartir sus intimidades más personales. De nuevo, es la naturaleza del proceso que el paciente se muestre así durante la sesión. Pero eso no significa que sea así siempre.

El proceso terapéutico une estas capacidades para la sanación, para abrirse a una nueva vida. Es difícil conocer realmente a la otra persona en una relación terapéutica. Y lo que es más, cuando llevamos la energía o el deseo a una expresión diferente, estamos eligiendo abandonar la relación terapéutica.

Quizá se abran otras oportunidades. Quizá la atracción romántica pueda crecer hasta convertirse en una relación duradera. Es importante que tanto el terapeuta como el paciente sean conscientes de la elección que hacen si van en esa dirección. Ninguna de las dos opciones es errónea. Sin embargo, ambos tienen que ser claros sobre las implicaciones de tal elección.

EJEMPLOS

A continuación, describiré algunos ejemplos de pacientes con diferentes problemas:

1. Un hombre de unos veinte años asistió a varias sesiones porque sufría intensos dolores de cabeza en el trabajo y dolor en la parte baja de la espalda. Al principio de la primera sesión, describió un trabajo gratificante y desafiante que exigía autoridad, docencia y creatividad. Además, mencionó que lo abandonaría para unirse con su prometida, que vivía en otra ciudad. A pesar de sus cualidades personales y laborales, la relación parecía algo dependiente, ya que él

tenía que acomodarse a los detallados planes de su novia sobre su vida juntos. Sin embargo, no discutimos ese aspecto.

En la segunda sesión, la frecuencia de sus dolores de cabeza había disminuido. En la tercera, me anunció que había abandonado la casa de su novia y que había roto el compromiso.

Continuó recibiendo sesiones craneosacrales periódicamente durante dos o tres meses. Sus dolores de cabeza desaparecieron y el de la parte inferior de la espalda disminuyó gradualmente. Durante ese tiempo, encontró un lugar propio donde vivir, y se involucró en su vida personal y laboral con una nueva sensación de libertad y capacidad personal.

2. Una mujer en la treintena acudió a terapia a causa de un intenso dolor en la parte superior de la espalda, entre los omoplatos. Tenía un pequeño negocio de belleza y cuidados corporales. Durante su jornada de trabajo siempre estaba ocupada con la administración de su negocio, o con sus clientes.

Después de dos sesiones, me contó que el dolor había pasado de la parte superior de su espalda a la inferior. «Pero eso está bien, porque es ahí donde comenzó», me dijo. En dos o tres sesiones más el dolor desapareció totalmente. Se sentía más equilibrada y enérgica físicamente. Continuó trabajando como lo hacía antes, enfrentándose a sus desafíos personales y profesionales, quizá con más confianza, y sin volver a experimentar aquel dolor físico.

3. Una mujer de treinta y muchos años inició la terapia craneosacral para descubrir su potencial. La veía como una ayuda para explorar su cuerpo, mente y espíritu. Profesionalmente, era una competente organizadora, profesora y terapeuta corporal.

Recibió dos sesiones completas, como las que he descrito en este libro, durante las cuales casi no hablamos. A lo largo de varios días, después de la segunda sesión, se sintió muy triste, pero no habló de ello. Durante ese tiempo, recordó que habían abusado sexualmente de ella cuando era niña. Entonces acudió a terapia con una mujer y comenzó a reorganizar sus pensamientos sobre su vida.

4. Una mujer de cuarenta años buscó ayuda para un dolor en la parte baja de la espalda que la tenía casi incapacitada. Anteriormente, ya había experimentado un grave dolor de espalda, y le asustaba que volviera a aparecer.

Su trabajo era muy desafiante y físicamente extenuante. Combinaba orientación individual y responsabilidades de administración, lo que suponía muchas horas diarias. Le pagaban bien, pero aquello no era lo que había soñado. Además, tenía una relación gratificante y esperaba casarse.

Su cuerpo respondió bien a la primera sesión. Sin embargo, mientras se preparaba para incorporarse de la camilla, el dolor volvió y rompió a llorar. La animé a que se levantara lentamente, se pusiera de pie y se moviera por la habitación. Cuando lo hizo, el dolor remitió.

Siguió recibiendo sesiones semanales. Durante las primeras semanas, experimentó una reducción del dolor, y tras un periodo de seis sesiones, el dolor crónico disminuyó hasta que se vio libre de él. Continuó con su trabajo y con su vida personal con mayor comodidad.

5. Un hombre retirado de sesenta años vino para recibir terapia craneosacral a causa de un dolor crónico en la parte baja de la espalda y en la cadera derecha. Además del dolor de espalda, experimentaba una ansiedad recurrente que lo exacerbaba. También tenía pólipos nasales y estaba pensando en eliminarlos quirúrgicamente.

Durante el transcurso de las primeras cinco o seis sesiones, el dolor de espalda disminuyó. Continuó recibiendo sesiones, y me contó que poco a poco iba haciéndose consciente del estrés que había en su vida y descubriendo modos de lidiar con la ansiedad antes de que esta lo atrapara. Estaba interesado y emocionado respecto a estos descubrimientos en su vida. Durante esa época, los pólipos se encogieron tanto que la cirugía dejó de ser necesaria.

Continuó así y, no mucho tiempo después, sintió que ya no necesitaba más sesiones. Muchos meses más tarde, experimentó de nuevo algunos dolores de espalda. Me llamó para pedirme cita, pero, a causa de su ajetreada vida social, fue incapaz de encontrar un hueco en su agenda. Aproximadamente en esa misma época, los pólipos nasales comenzaron a ser de nuevo un problema. Más tarde supe que tomaba medicación para el dolor de espalda y se había operado de los pólipos.

6. Una mujer de setenta años sufría dolor en el hombro derecho. Los tratamientos médicos, incluyendo las inyecciones de cortisona, se habían mostrado ineficaces. Las liberaciones craneosacrales en la zona del hombro le proporcionaron alivio después de tres sesiones.

Estos ejemplos demuestran que, a menudo, el dolor físico está asociado con periodos de estrés o de transición en la vida. Con una perspectiva polarizada, nos podríamos preguntar inmediatamente: «¿Realmente es físico, o únicamente psicológico?». Mi opinión es que ambos planos trabajan mano a mano, y que ningún síntoma puede reducirse a uno u otro de estos aspectos.

A través de esta suave terapia, una persona puede tranquilizarse, centrarse y experimentar una nueva libertad corporal. Al mismo tiempo, esta sensación de mayor comodidad y libertad no solo tiene lugar en el tejido corporal, sino que impregna al ser completo cuando la persona comienza a tomar decisiones más constructivas.

El segundo ejemplo muestra que el dolor y la disfunción retroceden a un estado anterior antes de desaparecer finalmente. A veces, no solo tenemos la capacidad de ignorar los mensajes del cuerpo, sino también de desplazarlos a una ubicación más aceptable. En ocasiones, sencillamente, atenuamos la sensibilidad de nuestro organismo. En tales casos, el trabajo curativo provoca con frecuencia un resurgir temporal de los antiguos patrones de dolor, mientras escuchamos al cuerpo, le damos permiso para sanar y, finalmente, somos testigos del proceso de liberación.

Tales patrones de dolor pueden surgir un día o dos después de una sesión craneosacral. Generalmente crecen, llegan a un punto álgido y disminuyen en un par de días. A veces, surgen durante la sesión y duran apenas unos minutos.

En el tercer ejemplo, la paciente buscaba un cambio y una renovación en su vida. Abrirse para cambiar siempre es peligroso para el statu quo. Cuando una persona está abierta, no hay garantías del curso que tomarán los sucesos de su vida. Sin embargo, yo creo que esa apertura es una condición necesaria para que la salud perdure, tanto para el paciente como para el terapeuta.

Cuando un terapeuta se encuentra con una persona así, creo que es importante ser respetuoso con las decisiones que esta tome. Esa paciente no volvió, pero buscó el apoyo de otro terapeuta. Además, decidió procesar muchos de sus pensamientos ella misma. Por lo que sé, fue muy productivo para ella.

En los ejemplos cuarto, quinto y sexto, los pacientes buscaron ayuda principalmente a causa de sus síntomas físicos. En el cuarto, la preocupación y el sentimiento de frustración en relación con la parte inferior de la espalda se habían vuelto casi tan intensos como el dolor. Centrarse y experimentar el alivio del dolor y la tranquilidad mental proporcionan al paciente una renovada capacidad para lidiar con los aspectos desagradables de la vida.

El hombre del quinto ejemplo, además, experimentó alivio y una nueva visión de su espacio vital y sus capacidades personales. Sin embargo, su objetivo principal parecía ser continuar con su vida tal como siempre la había conocido. Cuando los síntomas volvieron, eligió remedios médicos que le ofrecieron una reducción inmediata de los síntomas.

Este es un ejemplo importante. Siempre hay individuos que parecen beneficiarse de la terapia craneosacral y de otras terapias alternativas. No obstante, después de experimentar una mejoría, un pequeño percance los envía de nuevo a una forma de terapia más tradicional o más drástica. Esto, también, es parte de la experiencia vital del terapeuta o profesional.

Segunda parte

EVALUACIÓN ESPECIALIZADA EN LA TERAPIA CRANEOSACRAL

El curso básico presentado en la primera parte de este libro proporciona al terapeuta un protocolo extremadamente valioso para la sesión craneosacral completa. Este trabajo por sí solo ya ha demostrado ser inmensamente útil para quienes sufren dolor crónico y limitaciones de movimiento. Además, el protocolo completo de tratamiento aporta una estructura a partir de la cual el terapeuta puede desarrollar una sensibilidad más profunda y una mayor habilidad en el uso de estas suaves técnicas.

La segunda parte describe con mayor profundidad muchas de las técnicas y actitudes de la terapia craneosacral. Mientras presento algunos procedimientos concretos, el tema principal girará en torno a la expansión de vuestra sensibilidad, eficacia y alegría como terapeutas.

Comenzaré con el tacto. Este sentido es el elemento clave en todas las terapias manuales, y el modo de contacto principal entre el terapeuta y el paciente. La calidad del tacto de una persona es una expresión de su experiencia y refleja sus cualidades interiores.

El tacto estimula el proceso de sanación, que presenciamos bajo la forma de liberación terapéutica, como presento en el capítulo 2. En el capítulo 5 retomaremos la noción de liberación terapéutica, y veremos el llamado proceso de «desenroscamiento» (*unwinding*). El tacto y la sensibilidad hacia el proceso de liberación en el interior del cuerpo serán los maestros y guías más importantes de nuestro trabajo.

Con frecuencia, el terapeuta experimentado se dirige intuitivamente hacia el lugar del dolor o constricción. En el capítulo 6 exploraremos este proceso de observación y respuesta, el cual podrá servirnos como guía durante la sesión. Esta capacidad natural se potencia a través de la comprensión y la práctica. Por sí misma, esta capacidad podría formar parte del proceso de evaluación. Sin embargo, va más allá de nuestra noción habitual de evaluación, porque cuanto más activa y viva esté, más útil nos resultará durante la sesión.

En el capítulo 7 ofreceré un repaso detallado del entorno protector y nutricio del cerebro, la bóveda craneal.

En el capítulo 8 abordaré procedimientos terapéuticos concretos. Observaremos en detalle la base craneal, con lo que se obtendrá una mayor apreciación de su complejidad y funcionamiento, y se desarrollarán más habilidades para apoyar el retorno de la total funcionalidad.

Más allá de la bóveda craneal, el capítulo 9 presentará los huesos de la boca y el rostro, su interrelación y movimientos, así como los medios de evaluar y liberar los resultados de una lesión.

En el último capítulo ofreceré algunas reflexiones y recomendaciones para que el terapeuta haga un uso eficaz de este amplio conjunto de conocimientos.

El arte del tacto

El tacto es mucho más que el mero contacto de la mano sobre la piel. En la terapia, el tacto representa un encuentro y un intercambio entre dos individuos completos. Cuando extiendo la mano para contactar con el paciente, estoy extendiendo la mano para descubrir quién y qué es. Más allá de la ropa o de la piel, siento el tejido corporal interno, los músculos y los órganos, la fluidez y el estancamiento. Siento libertad y limitación, armonía y dolor.

El paciente intenta describir a través de las palabras su dolor o limitación, así como el origen de estos. El cuerpo también habla, presentando una imagen más amplia. Para la mano sensible, revela un patrón de conexiones que se hallan enterradas bajo la conciencia ordinaria de la mente. El músculo y el tejido conectivo, los nervios y las articulaciones trabajan juntos para apoyar, proteger y compensar una lesión que no ha sanado totalmente. El síntoma más obvio no siempre es el origen del dolor ni la clave para la recuperación. En lugar de eso, con frecuencia es el único lugar donde el organismo ha encontrado una voz para expresarse, para llamar la atención de un dolor que ha sido suprimido por la determinación de continuar con la vida cotidiana.

Tanto el terapeuta como el paciente sienten el poder del tacto. Al tocar a un paciente, también le transmito características de mi cuerpo, de mi nivel de fluidez o estancamiento interior, de mi libertad y limitación, de mi armonía y dolor.

TACTO Y CONCIENCIA

¿Cómo me preparo, como terapeuta, para sentir con mayor efectividad lo que el paciente me presenta, consciente o inconscientemente? ¿Cómo mantengo la claridad necesaria para distinguir entre lo que viene de él y lo que viene de mí? ¿Cómo apoyo mi cuerpo para poder moverme libremente y con fluidez? ¿Cómo proporciono sanación y energía sagrada a la sesión para que ambos nos sintamos más ligeros y libres a su término?

Comienzo por mi cuerpo: con la mano, intento tomar contacto de un modo claro y preciso. Dejo que el brazo se apoye ligeramente sobre el paciente, potenciando el contacto y relajando mis propios músculos. Mantengo la conciencia de todas las zonas de mi organismo que están en contacto con el paciente.

Cuando levanto el brazo, apartándolo del paciente, los músculos se tensan, los hombros se elevan. Él nota esa tensión, que se instala entre nosotros.

Cuando me concentro solo en mi mano y en un pequeño segmento del cuerpo del paciente, llego a ensimismarme tanto que adopto inconscientemente una posición incómoda. O quizá me entusiasmo tanto con lo que me parece que está sucediendo que ignoro totalmente mi cuerpo. De nuevo, el paciente percibe esto, así como otros aspectos de la sesión. En este trabajo nos comunicamos por muchos otros canales, además de la percepción ordinaria consciente. Por otra parte, la incomodidad que deseo ignorar se lleva una parte de mi atención interior. No soy tan libre, tan consciente, ni estoy tan presente como lo estaría si mi cuerpo permaneciera relajado. Mis percepciones se nublan.

Mi supresión del dolor y la ignorancia de mi incomodidad son mensajes que envío incluso mientras intento aliviar el dolor del paciente. Son mensajes confusos para la sesión.

De este modo, un aspecto fundamental para poder ofrecer un toque claro y efectivo es la comodidad física y la continuada conciencia de sí del terapeuta.

El estudio y la práctica son aspectos importantes en la preparación y el desarrollo del terapeuta. Sin embargo, para la aplicación de cualquier aprendizaje o técnica, el desarrollo personal es fundamental. El equilibrio interior resulta esencial para que exista equilibrio exterior; se necesita claridad interior para obtener claridad de visión. La sensibilidad hacia el propio ser es trascendental para tener una conciencia sensible de lo que el paciente presenta, así como la aceptación tranquila y compasiva del propio ser para una aceptación tranquila de la experiencia del paciente.

Estas cualidades personales siempre están en desarrollo; el proceso dura toda la vida. No obstante, son cualidades naturales que todos poseemos en cierto grado. La sesión terapéutica saca a la luz y desafía todas mis cualidades personales. Fuera de la sesión, en los momentos tranquilos de mi vida personal, soy capaz de reflexionar sobre las capacidades internas que mi interacción con el paciente parecen demandarme. Aquí tenéis un intento de expresar esto en palabras.

Estoy presente
Llevo mi atención a esta experiencia, al aquí y ahora. Esto incluye lo que percibo de la energía física y emocional del paciente, así como todos los pensamientos y sentimientos que esta situación estimula en mi propia conciencia. Intento equilibrar mi presencia, de modo que estoy constantemente con el paciente y conmigo mismo.

Si mi mente divaga repetidamente a otros pensamientos o ideas, no estaré presente y tendré algunas dificultades en el contacto con este paciente. ¿Se debe a que estoy cansado, carente de energía? ¿O quizá tengo dificultades para reconocer algunos de los asuntos provocados por esta situación? Por otra parte, ¿estoy intentando conseguir en la sesión algo que es un objetivo mío, una cuestión personal? Podría haber sido desencadenado por el proceso del paciente, pero no lo representa realmente.

A veces, mi mente está llena de preguntas, y, entonces, deseo que la vida me dé una respuesta. Me siento inadecuado e inseguro sobre lo que estoy haciendo. Sin embargo, si soy capaz de estar totalmente presente en esa experiencia, sabré qué hacer a continuación. Quizá no sepa por qué, quizá no obtenga la explicación racional que deseo, pero tendré la orientación que necesito en ese momento.

Estoy centrado

Llevo mi atención y mi energía a mi interior. ¿Puedo encontrar y sentir un centro? Esto ayudará a reducir la presión inexpresada que el terapeuta provoca en el paciente para que actúe. Le da espacio. Un modo práctico de recuperar el centro es mover ligeramente el cuerpo, recolocarme un poco o cambiar la posición de los pies en el suelo. En lugar de forzar mi conciencia, esto la lleva a mi interior.

En este contexto, el *centro* no es un punto concreto de nuestro organismo. En lugar de eso, es una conciencia general de nuestro yo interior y nuestro cuerpo.

A menudo, en mi vida cotidiana o durante la sesión, mis pensamientos y sentimientos parecen verse empujados en muchas direcciones. Me pregunto si tendré éxito; pienso en las expectativas de mi paciente, o de alguien cercano a mí. Si me sucede algo intenso, si el paciente llora, siente dolor o incluso si me llena de halagos, puedo llegar a preocuparme en exceso.

Todas estas especulaciones y preocupaciones son parte de mi experiencia, de mi aquí y ahora. Sin embargo, pueden oscurecer mi percepción del contexto más amplio. Una energía tranquila y centrada es la plataforma ideal para observar todo lo que sucede en una situación, así que intento reconocer lo que pienso, siento o temo, liberarme de ello y llevar mi conciencia interna a un lugar de tranquilidad. Observo y me muevo a partir de este centro.

Siempre que me siento inseguro, o después de haberme mostrado más activo de lo habitual, regreso a este centro. Mi siguiente movimiento no proviene de lo que he estado pensando, o de lo que el paciente ha estado diciendo, sino de esta introspección silenciosa. Puede parecer coherente con lo que precedió. O no concordar en absoluto. He llegado a confiar en este movimiento que proviene del interior en lugar de en cualquier otro basado en la lógica y la coherencia.

En mi centro, me siento en paz

Es un centro tranquilo. Está abierto y es receptivo al contexto total. Este tranquilo centro puede percibir matices sutiles. Ofrece una línea de acceso abierta a todo mi aprendizaje pasado, a las experiencias de toda mi vida. Tiene sus raíces en una intuición y una creatividad interior que dan forma a todo esto, haciéndolo útil en el aquí y ahora.

Se trata de una cualidad meditativa, una meditación en acción, en la vida. La meditación vipassana nos ofrece un modelo a seguir. Enseña a mantenerse alerta y a aceptar todo lo que llegue a la conciencia, sin reprimirlo ni interrumpirlo, y sin apegos. Esto significa reconocer y aceptar realmente lo que siento o veo, sin intentar redirigirlo, controlarlo o cambiarlo. La aceptación de lo que *es* abre el ser a la honestidad, la curiosidad y el aprecio. Enseña y exige amor y respeto hacia los procesos vitales que experimentamos y presenciamos.

Mi cuerpo está físicamente equilibrado

Me muevo y trabajo desde mi centro físico, desde mi centro de equilibrio. Esto es importante para mi bienestar físico como terapeuta, y como metáfora de la vida. Cuando mi cuerpo no está equilibrado, cuando mis movimientos o mi postura me provocan estrés, eso significa que estoy lidiando con ese estrés, expresado por todas las partes de mi cuerpo: la espalda, el cuello, los hombros, los brazos y las manos. Estoy mucho menos abierto a lo que sucede fuera de mí. Y el paciente lo nota.

A veces me siento llevado a tocar un lugar concreto del cuerpo del paciente. Entonces, me doy cuenta de que mi posición es incómoda. ¿Esto significa que existe un conflicto entre mi intuición y mi bienestar? No. En esos momentos, suave y respetuosamente, me distancio del paciente. Cuando me muevo físicamente, veo o siento las cosas de un modo totalmente diferente. Por regla general, me doy cuenta de que existe un modo más cómodo de hacer aquello que me ha sugerido la intuición.

Algunos modelos de movimiento son de gran ayuda. El Tai chi, el método Feldenkrais o la danza libre pueden ayudarnos a lograr más equilibrio y fluidez en nuestros movimientos, de forma que podamos movernos con naturalidad de un modo que sea respetuoso con el cuerpo.

Tengo los pies en la tierra

Repetidamente me miro los pies; los siento mientras me proporcionan contacto con la tierra. Quizá esto sea metafórico, pero para mí es una poderosa metáfora física. Tanto si estoy de pie como sentado o en movimiento, los pies son la base, las raíces de mi ser. Esta conciencia me resulta de gran ayuda para mantener un equilibrio físico y energético.

Me mantengo energéticamente abierto

Visualizo que mi energía se mantiene libre y clara, fluyendo hacia la tierra y el cosmos. En lugar de pensar en protegerme de los problemas o del dolor del paciente, me siento mejor si me centro en la libertad y la fluidez de mi propia energía. Siempre que percibo que tengo los recursos internos para mantener esta apertura, me siento revitalizado y fascinado por el proceso terapéutico. Cuando mi propia energía y recursos son bajos, comienzo a sentirme sobrecargado por el proceso terapéutico, a sentir opresión y dolor en mí mismo y en mi vida.

Entonces es el momento de retroceder, de dejar de ser terapeuta y de ocuparme de mí mismo. Esto es tan importante como cualquier otra habilidad, técnica o conocimiento. Como terapeuta, soy responsable de mí mismo. Si experimento dolor a través del proceso terapéutico, estaré enseñando al paciente a ignorarse y a soportar su dolor.

El ciclo del aprendizaje

Todos nosotros tenemos la capacidad de desarrollar estas cualidades. Algo maravilloso sobre la sesión terapéutica es que estas cualidades pueden invocarse de un modo especial. Durante una hora, o una hora y media, puedo mantener una concentración, una conciencia y una apertura que no soy capaz de mantener durante el transcurso ordinario del día.

Experimentar el poder de estas cualidades en la sesión terapéutica me impulsa a hacerme más consciente de su funcionamiento en otros ámbitos de mi vida. Entonces, estar presente, centrado y con los pies en la tierra se vuelve más fácil para mí. Experimentar y llevar estas cualidades a otros aspectos de mi existencia potencia su efectividad en la sesión terapéutica.

LIBERACIÓN

Un individuo solo necesita tocar con sensibilidad el cuerpo de otro para que este comience a responder a la energía de esa acción. Se suaviza y se endurece, se contrae y se expande, se mueve hacia los lados o en arco. El dolor y el placer pueden aumentar o disiparse. La respiración cambia. Los sonidos del vientre anuncian un cambio en la presión y la tensión del tracto digestivo. Los ojos describen patrones de movimiento bajo los párpados cerrados. Algunas partes del cuerpo pueden moverse involuntariamente.

Todos estos fenómenos señalan una transformación en las energías internas mediante un proceso llamado *liberación terapéutica*. Un foco de tensión o rigidez se relaja. Las distintas fascias, ligamentos, tendones y fibras musculares, unidos en un patrón de tensión o hipertonía, encuentran un modo de liberarse.

Los indicios de liberación terapéutica son tan ricos y variados debido a que el individuo ha estado inmerso en un patrón de contención, la rigidez protectora que el organismo ha usado para lidiar con el trauma. El inconsciente de la persona ha aceptado, incluso creado, este patrón, que afecta a la capacidad del sistema inmunitario, de los nervios, los músculos y el tejido conectivo. Implica una decisión interior. Para la mente consciente, el patrón de contención se evidencia como dolor crónico, cierta propensión a un tipo de lesión o una limitación en alguna función corporal. Además, puede verse sutilmente reflejado en la postura, en la expresión facial, en la visión, en la audición o en la libertad de elección. De este modo, la liberación de este patrón puede implicar movimientos musculares, sensaciones de dolor, alucinaciones visuales o auditivas, o indicios de que el paciente se encuentra, momentáneamente, en un estado alterado de conciencia.

Debido al dramatismo y atractivo de algunas de estas manifestaciones, los patrones y cambios físicos que el terapeuta ve y siente son la guía más segura a través de esta búsqueda y liberación. Las palabras, emociones y recuerdos del paciente son a menudo muy convincentes, y arrastran tanto a este como al terapeuta a indagar en su significado. Sin embargo, también pueden resultar desorientadores, ya que nuestras expectativas conscientes y nuestra curiosidad nos conducen por caminos que parecen lógicos o poderosos. Los cambios físicos reales que el paciente manifiesta y los movimientos inconscientes del tejido nos proporcionan un punto de enfoque para mantenernos centrados y con los pies en la tierra durante este proceso. Sigue al tejido. Quédate con el pensamiento, la imagen o las palabras solo cuando estén en armonía con el cambio del tejido. Abandona las palabras y el movimiento cuando estos se detengan de forma natural, o cuando te distraigan del proceso físico. Abandona el proceso cuando notes que has terminado.

DESENROSCAMIENTO

La búsqueda de una parte del cuerpo a través de un patrón de movimiento es una fase muy importante de la liberación terapéutica. Uso la palabra «búsqueda» porque es lo que los tejidos del organismo parecen hacer. El movimiento puede ser circular, en zigzag o parcialmente hacia atrás. Puede proceder con rapidez, regresar después y continuar lentamente. Para el terapeuta, este patrón de movimiento a menudo se convierte en el aspecto más evidente de la liberación. Seguir y presenciar ese movimiento es lo que llamamos *desenroscamiento*, una técnica básica y poderosa de las terapias manuales. Hablaré de ella aquí porque es fundamental en la terapia craneosacral. El desenroscamiento es un aspecto especial de la liberación terapéutica que puede producirse en el primer momento de contacto, o en el punto culminante de un complejo proceso de liberación.

La base del desenroscamiento radica en que el terapeuta apoye, modere y se mueva con la guía inconsciente del tejido corporal. Dos ejemplos de desenroscamiento son las liberaciones del diafragma respiratorio y de la apertura torácica. No hay un patrón estándar de movimiento que buscar o que inducir en estas ubicaciones. El terapeuta se mueve con lo que siente en las manos.

Al prestar atención a su energía, al moverse con ella y permitirse seguir al organismo, el terapeuta ofrece un tipo de apoyo. El cuerpo del paciente lo acepta como una oportunidad para experimentar un cambio, para explorar la posibilidad de liberar las limitaciones autoimpuestas. Un paso conduce al siguiente en una secuencia que es impredecible tanto para el paciente como para el terapeuta. Este último ofrece refuerzo a esta serie de movimientos sin adelantarse a ellos o terminarlos abruptamente.

El término «desenroscamiento» se aplica concretamente al acto de seguir y asistir al libre movimiento de cualquier parte del cuerpo en una articulación. Cuando el terapeuta sostiene la cabeza del paciente, esta puede mostrar una tendencia repetida a girar hacia uno de los lados. Seguir cuidadosamente este movimiento es una manera poderosa de ayudar a la liberación de la articulación atlanto-occipital, y de los músculos y fascias del cuello que se conectan con la base craneal.

Cuando trabajamos con la cabeza, o con cualquier otra parte del cuerpo, es importante ofrecer un apoyo completo, colocando las manos de modo que haya poco peso sobre las articulaciones o tensión en los músculos.

También es importante moderar el movimiento, mantenerlo a un ritmo muy gradual. Al desplazarse lentamente, el tejido tiene tiempo para liberarse, reorganizarse e indicar el siguiente movimiento. Si una parte del cuerpo se mueve rápidamente, podría saltarse un patrón relevante, pero no tiene tiempo para liberarlo. Si esto ocurre, el terapeuta puede seguir el patrón una segunda vez, resistiéndose al movimiento rápido, mientras mantiene su apoyo y paciencia.

Practicando el desenroscamiento

Para practicar el desenroscamiento, colócate de pie o siéntate a un lado del paciente. Adopta una postura cómoda y relajada. Suavemente, agárrale el brazo, y sostenlo por el codo y la muñeca. Siente la energía del brazo. Podría parecer suelto o tenso, flexible o rígido. ¿Sientes un movimiento? Síguelo muy gradualmente, haciendo pausas mientras procedes, atento a los cambios de dirección. Mueve tu cuerpo como sea necesario para continuar centrado y equilibrado, y poder seguir sosteniendo totalmente el brazo.

El brazo podría moverse a través de un rango muy amplio, o solo ligeramente. El beneficio para el paciente no tiene nada que ver con la cantidad de movimiento. Un movimiento muy ligero puede provocar una profunda relajación del brazo y el hombro, o incluso de todo el cuerpo.

Puedes practicar el desenroscamiento en otras zonas. Es posible que los tobillos, las rodillas o las caderas se liberen si movemos ligeramente los pies o las piernas. Ofrece siempre un apoyo y una suave conexión. Sé consciente de cualquier zona de contacto entre el paciente y tú.

Si los huesos de la cabeza parecen resistirse a las instrucciones tradicionalmente prescritas para la liberación, tal vez puedan liberarse mediante una mayor libertad de movimiento. Toca el esfenoides o el hueso frontal suavemente, de la manera habitual. Después, siéntate tranquilamente y observa sin ofrecer orientación. Cuando notes un cambio, síguelo internamente y apóyalo con tu presencia.

Desenroscamiento, rango de movimiento y micromovimiento

La sensibilidad especial para el rango de movimiento es un importante aspecto del desenroscamiento que llevamos a cabo en la terapia craneosacral. En el masaje, el shiatsu o la terapia corporal, el terapeuta mueve el brazo o la pierna trazando un amplio arco para examinar y extender el rango de movimiento. Con frecuencia, el terapeuta o el paciente, para conseguir un mayor rango de movimiento, empuja directamente en dirección contraria a la resistencia que ofrece el cuerpo. Esto produce el llamado «dolor que te hace sentir bien». Sin embargo, este no es el tipo de movimiento que usamos en la terapia craneosacral. En mi experiencia con el desenroscamiento, el paciente no siente estrés a causa del movimiento, aunque con frecuencia se sorprende al sentirse tan cómodo con ese rango de movimiento.

Mientras sostienes una parte del cuerpo, trata de soportar tanto peso como sea posible. Céntrate y mantente con los pies bien apoyados en el suelo. Entonces, sigue cualquier movimiento que parezca venir de tus manos o del cuerpo del paciente. Muévete muy poco, lentamente en una dirección, mantenlo, y después haz el movimiento en otra dirección. Mientras te mueves, presta atención a la resistencia que pueda existir a un nivel muy sutil. Muévete menos de un centímetro cuando sientas una ligera vacilación o resistencia en los músculos. Si esto ocurre, desplázate en cualquier otra dirección. El movimiento puede ser tan ligero como si solo fuera la sugerencia de una posibilidad. Mantente sensible a cualquier resistencia, a cualquier reticencia. Muévete únicamente en la dirección, tanto si es grande como pequeña, de mayor libertad —la dirección del alivio.

Si una parte del cuerpo comienza a moverse rápidamente, resiste ese movimiento lo suficiente como para mantener un ritmo muy lento. Si te ha sorprendido y se ha movido con demasiada rapidez, permite que el movimiento se complete. Entonces, suavemente, lleva esa parte del cuerpo de regreso al punto de partida, al lugar donde comenzó el movimiento rápido. Esta vez resiste ligeramente el movimiento, de modo que puedas mantener un ritmo gradual mientras lo sigues. Con frecuencia, la mayor liberación tiene lugar cuando el terapeuta ofrece apoyo, presencia, y se resiste a no apresurarse.

Esta sensibilidad es la clave de la terapia craneosacral.

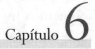

Capítulo 6

El proceso de evaluación

En la terapia craneosacral, la evaluación es un proceso de observación y de experiencia continua. No es algo que pueda completarse mediante un cuidadoso juicio al principio del encuentro. Más bien, la evaluación es un proceso que está vivo durante toda la sesión. Mientras me desplazo de un lado a otro del cuerpo, abro repetidamente la conciencia a señales que están más allá de mis expectativas iniciales. A través de la experiencia, aprendo a prestar atención a una amplia variedad de señales que emanan del paciente y de mis propias sensaciones internas. Estos mensajes pueden presentarse en el lenguaje de la dureza o suavidad del tejido, la regularidad o irregularidad del ritmo, la concentración o la fluidez de energía: todos los indicios de liberación que mencioné en el capítulo 2.

La medicina convencional se basa en los diagnósticos, y esos diagnósticos marcan los tratamientos. Esto no es útil en la terapia craneosacral, aunque, con frecuencia, la mente intenta encapsularlo todo en un par de palabras. El juicio y el diagnóstico tienen un cierto carácter definitivo. Cuanto más creo que sé sobre alguien, menos abierto estoy a otras posibilidades. En realidad, los procesos y síntomas que observamos son una pequeña parte de un patrón más amplio que involucra al cuerpo, la mente y el espíritu. Lo que parece evidente para la mente y los sentidos cambia a medida que avanzamos en el encuentro terapéutico. No es necesario saberlo o planearlo todo por anticipado. En lugar de eso, reconocemos lo que hay y respondemos al proceso momento a momento, a medida que este se desarrolla. De este modo, la evaluación en la terapia craneosacral es un proceso de revelación, de descubrimiento. Formamos, seguimos y modificamos nuestras impresiones a través de la experiencia inmediata durante la sesión.

EL OBJETIVO DEL PACIENTE

El paciente, por lo general, se dirige a la terapia craneosacral con un problema, o un deseo. Al comienzo de la sesión, el terapeuta le ayuda a expresar qué le ha llevado hasta allí y qué espera. Es posible que quiera hablar de dolor o de limitación física. Además de describir el problema, también es útil que el paciente exprese qué es lo que espera. El terapeuta puede plantear algunas preguntas sencillas: «¿Hay algo que te gustaría decirme sobre tu cuerpo?», «¿Tienes alguna dificultad de la que te gustaría hablar?», «¿Qué esperas de esta sesión?»... Esta última pregunta es importante para el paciente. Le ayudará a reconocer y aclarar sus opciones.

Estas son preguntas generales. Escucha y recuerda lo que el paciente tiene que decirte, pero mantén la mente abierta respecto a la fuente de los síntomas. Generalmente, la ansiedad por continuar con nuestra vida diaria nos lleva a reprimir muchas señales corporales. El dolor que sentimos es el único aspecto que consigue superar nuestros esfuerzos de represión. Como resultado, normalmente solo somos conscientes de una parte de la imagen total.

EL COMIENZO DE LA SESIÓN

Al principio de una sesión nos formamos una impresión inicial. Las estaciones de escucha nos proporcionan una estructura efectiva en la que tanto el paciente como el terapeuta entran en contacto. El segundo obtiene una impresión general de los asuntos físicos que afectan al primero. Esto le da un punto de partida para su trabajo.

Simultáneamente, el paciente descubre múltiples dimensiones del terapeuta. Las cualidades del tacto, la presencia y la intención impresionan a aquel, y comienzan a dar forma a lo que se revelará y explorará en esta relación.

A medida que avanzamos a través de las estaciones de escucha y empezamos con las liberaciones corporales, cambia el patrón de las energías y conexiones. Se abre un telón y nos vemos llevados a trabajar de un modo que podría no habérsenos revelado al principio. A medida que se alivian los puntos de dolor o de intensa sensibilidad y el equilibrio regresa al cuerpo, el patrón general se transforma. Como terapeuta, deseo ser consciente y receptivo a esta cambiante representación.

El valor de la experiencia terapéutica

Al comienzo de nuestra práctica, seguimos el protocolo de tratamiento presentado en la primera parte. La experiencia repetida de estas técnicas enriquece nuestro aprendizaje. Comenzamos a familiarizarnos con las posiciones de las manos. El tacto se hace más natural cuando descubrimos cómo se adapta a la anatomía del paciente.

Reconocemos el ritmo craneosacral y sus variaciones. Sentimos con mayor precisión la resistencia de las articulaciones así como la calidad del músculo y del tejido conectivo en todo el organismo. La experiencia nos muestra los distintos patrones de liberación entre los diferentes individuos. Conforme tomamos contacto con el cuerpo, somos testigos del poder sanador del tacto y el apoyo.

Cuando adquirimos sensibilidad a través de la práctica, nos sentimos cada vez más seguros de cómo y dónde tocar. A veces, nuestras manos parecen ir directamente al punto exacto que proporciona alivio al paciente, como si siguieran algún sistema de orientación interna del que apenas somos conscientes. En otros momentos, sentimos una urgencia de movernos, de cambiar de posición. Descubrimos que un cambio ligero en la posición de las manos puede llegar a potenciar el proceso de liberación. De este modo, advertimos que hay muchas más posibilidades que las posiciones especificadas en el protocolo de tratamiento de cada diafragma.

Los ejercicios y procedimientos de este capítulo fueron desarrollados como respuesta a este tipo de experiencias. Son un intento de comprender y explicar lo que ocurre cuando el terapeuta va más allá del conjunto de técnicas y teorías tradicionales. Hacerse más consciente de este proceso natural nos ayudará a obtener mayor claridad sobre nuestras capacidades perceptivas. Nuestro objetivo es que cada individuo descubra cómo sintonizar con el paciente, observarle y ayudarle con mayor eficacia.

MODALIDADES DE OBSERVACIÓN

Compartimos los sentidos de la vista, el oído, el olfato y el tacto, a pesar de que individualmente diferimos en el sentido concreto del que obtenemos la máxima información. Además, nos diferenciamos en el modo en que sentimos que las imágenes esclarecen nuestro pensamiento. Algunos de nosotros vemos una respuesta. Otros sienten el camino. Aunque no es exclusivo, cada modalidad ayuda a que un individuo observe y piense eficazmente. Dentro de la estructura de la terapia, el estilo de cada persona sale a la luz, dándole vida y eficacia a su trabajo. Los siguientes ejercicios están diseñados para explorar cómo funciona este estilo en ti. El objetivo es ayudar a los terapeutas a hacerse más conscientes de los modos naturales, aunque sutiles, en que recibe y utiliza la información.

Ver

A un metro de distancia de la mesa, examina visualmente el cuerpo de tu paciente. ¿Hacia dónde se sienten atraídos tus ojos? Para muchos terapeutas, este es el primer paso de la evaluación. Este proceso puede tener lugar justo por debajo del nivel de conciencia: el terapeuta ve al paciente, e inmediatamente se siente llevado a tocar un lugar concreto de su cuerpo.

Podemos desarrollar esta capacidad si lo hacemos de manera consciente. Deja que tus ojos examinen lentamente. Mantenlos en movimiento, sin fijar la mirada demasiado tiempo para evitar que puedan centrarse en algo. ¿A dónde quieren ir tus ojos, a dónde regresan? ¿A un lugar? ¿A más de uno? Esta observación no es un juicio, ni tiene que ver con la postura. Simplemente observa hacia dónde se siente atraída tu visión.

El objetivo es ir más allá de lo conocido y racional, acceder a la riqueza de nuestra observación y comunicación inconsciente. De este modo, puedo notar algunas características obvias de la postura o del cuerpo. Mi concentración se agudiza un momento; acepto esos puntos a medida que la mente me los presenta. Entonces, conscientemente, suavizo mi visión y regreso a la perspectiva global de lo que me atrae, aunque no comprenda su significado.

Haz una nota mental de estas observaciones antes de pasar a la siguiente modalidad de evaluación.

Sentir físicamente

Cerca del paciente, como en las estaciones de escucha, llevo la energía hacia mi interior, sintiendo mi cuerpo y mi conexión con el suelo. Esto ayuda a que mi percepción se amplíe, a que se haga general, en lugar de concentrada. Muevo lentamente una mano sobre el paciente, y la dejo apoyada sobre su cuerpo. Conscientemente, abandono las posiciones y secuencias dictadas por el protocolo de tratamiento. Dejo que las manos se muevan con libertad y se apoyen donde se sientan cómodas. Después de un par de minutos, hago lo mismo con la otra mano. En lugar de fijarme en ese lugar, me dirijo de nuevo a mí mismo, a mi centro y a mi postura cómoda, lo que me ayuda a permanecer ampliamente receptivo a cualquier detalle que pueda comunicarme el paciente a través del tacto y la presencia.

Haz esto como ejercicio, abriéndote a lo desconocido. ¿Qué ocurre? ¿Sientes algún indicio de liberación? ¿Cómo es esta experiencia para el paciente? Permanece abierto a la información que te transmiten los sentidos: quizá las manos reajusten su posición; quizá sientas algo concreto en esa ubicación.

Después de un par de minutos, levanta una o ambas manos y fíjate en si buscan una nueva posición. En lugar de pensar en ello, síguelas, sin más. Deja que descansen un poco y después sigue adelante. ¿Has experimentado esto antes? ¿Qué ha experimentado tu paciente?

Comprender las señales sensoriales inconscientes

El ojo o la mano, inconscientemente, buscan un lugar en el cuerpo que esté incómodo o tenso. Esto le ocurre a mucha gente, no solo a los terapeutas. En la naturaleza, tiene lugar una comunicación muda. Observamos los peces en cardumen, o los pájaros que giran todos a la vez durante el vuelo, sin ninguna señal obvia. ¿Cómo explicamos esto? La mente busca una clave, algún órgano secreto o aroma que se exprese mediante líneas científicas conocidas.

Más allá de la experiencia real, los terapeutas intentan explicar este fenómeno sensorial de la siguiente forma: cuando una parte del cuerpo experimenta estrés o algún daño, responde de forma protectora. El tejido muscular y la fascia se contraen, engrosándose y tensándose. Hay calor, tensión, concentración de fluidos, quizá también concentración de productos de desecho celulares, restricción de fluido y energía que, en condiciones normales, se distribuirían con mayor libertad en el tejido circundante.

Este tipo de restricción y energía congestionada envía una señal que otros pueden percibir por debajo del nivel de la conciencia. Esas señales hacen que nos veamos llevados intuitivamente hacia partes concretas del cuerpo, partes en las que se ubica el dolor, la tensión del tejido conectivo y la restricción del movimiento.

La señal se visualiza como si se transmitiera a través de círculos concéntricos, como ondas en un lago. Quizá sintamos esas ondas, esos arcos de energía, arrastrándonos hacia el centro, hacia el punto de incomodidad. Uso el término «arco» para describir este modo intuitivo de encontrar la parte del organismo que necesita nuestra atención.

Esta explicación es solo una suposición. Sin embargo, explica que tanto la vista como el tacto puedan ayudarnos a percibir más ampliamente lo que el paciente manifiesta. Lo importante es reconocer, desarrollar y usar nuestras capacidades inherentes. Tenemos la capacidad de percibir. Esta es una sensibilidad natural que yace latente en nuestra sociedad tecnológica moderna. Hemos sido entrenados para ignorar los mensajes de nuestro cuerpo, para no hacerle caso a la intuición y así poder amoldarnos a años de escuela y familia. No obstante, nuestro organismo continúa ofreciéndose a hablar con nosotros. Los miembros de las sociedades más primitivas responden de forma espontánea a las sutiles sugerencias de la naturaleza. Con frecuencia sus vidas dependen de su habilidad para reconocer cómo trabaja su intuición. Nosotros también podemos adquirir esta habilidad si ampliamos nuestro rango sensorial.

TRABAJAR CON LOS SÍNTOMAS

Durante el trabajo en las estaciones de escucha, mis observaciones me llevan a descubrir puntos concretos para investigar más adelante. Cuando me siento para comenzar las liberaciones, coloco la mano cerca de uno de esos puntos para obtener una imagen más completa de lo que el cuerpo intenta comunicarme. Cuando lo toco, el tejido puede comenzar a liberarse. O quizá tocar ese punto puede conducirme a otro, ya que hay zonas que están interconectadas. Mientras permanezco en contacto, el paciente puede proporcionarme una útil información que tal vez no se le habría ocurrido cuando pensaba solo en los síntomas.

Por otra parte, trabajar directamente con los puntos sintomáticos no siempre es útil. El tacto puede proporcionar alivio, o añadir una dolorosa intensidad a esa zona. En este caso es mejor trabajar alrededor de las zonas sobrecargadas, ayudando a restaurar el flujo en el tejido circundante aparentemente vacío e inactivo. Esto parece proporcionar fuerza y alivio al tejido que lo rodea, además de una dispersión del excedente de energía en la zona dolorida. Ayuda a que todo el cuerpo logre una mayor fluidez y equilibrio energético.

Mantengo con el paciente este enfoque abierto y atento durante toda la sesión. En cada posición de liberación, el cuerpo puede ofrecerme una información que me ayude a modificar el tacto, o que me abra los ojos a otras posibilidades. A veces, muevo la mano ligeramente. En otras ocasiones, una mano se mantiene inmóvil en el lugar, mientras la otra se dirige a una parte distante.

A través de mi trabajo, llevo la conciencia a mi cuerpo y postura. Si tengo la mano, el brazo y el cuerpo cómodos, esto es un indicio de que estoy en el lugar correcto. Si la mano está incómoda o quiere moverse, la muevo. Cuando lo hago para dejar una posición convencional, a menudo noto más señales de liberación en el cuerpo del paciente. De este modo, el diálogo no verbal entre paciente y terapeuta ofrece muchos indicios en cada estadio de la sesión.

MOVIMIENTO SUAVE

Este es otro modo de presencia y tacto muy efectivo. Cerca de la mesa de masaje, toca la cadera del paciente y balancéala suavemente de lado a lado. El movimiento debe ser muy sutil, apenas visible. Encuentra el ritmo del cuerpo empujando ligeramente y siguiéndolo al regresar. No empujes si notas resistencia. Cuando comience el movimiento de balanceo, muévete con él, de un modo apenas perceptible. Nota la calidad del movimiento en la cadera... ¿Es libre o restringido? Fíjate en cómo se transmite el movimiento hacia arriba, hacia el pecho y los hombros. ¿Es suave o restringido? Sé consciente del movimiento mientras este se transmite a las piernas.

Muévete hacia las costillas y repite este suave balanceo. De nuevo, nota la calidad del movimiento en el pecho y de las conexiones arriba y abajo. Fíjate en qué lugares el movimiento es libre, y dónde está oprimido. Cuando descubras algo, tu mente se afinará y tu visión se hará más aguda. Reconócelo, y vuelve a mirar despreocupadamente, regresa a la apertura sensorial.

Este movimiento es ligero, no perturbador, sino suave y cómodo. Revela características de las articulaciones, el músculo y el tejido conectivo. Podemos ver y sentir zonas del cuerpo flexibles y libres, y otras contraídas para protegerse. Esta técnica del balanceo puede usarse, además, en una pierna cada vez.

Experimenta con esta herramienta de evaluación en cualquier momento de la sesión. A medida que ganamos experiencia, obtenemos una visión más clara de las transiciones físicas de la libertad a la constricción. Además, con frecuencia, el tejido responde a este movimiento y comienza a suavizarse, y el cuerpo se mueve con mayor fluidez. De este modo, el movimiento suave es un útil complemento a las formas de liberación más convencionales.

Este ligero movimiento puede, además, ayudar al organismo a integrar las liberaciones y los cambios de energía que han tenido lugar durante una sesión. Tal vez te resulte interesante y útil probarlo al final de ella.

LA EVALUACIÓN COMO DIÁLOGO

Cada persona posee una configuración única de cualidades, sensibilidades, fortalezas y debilidades. Estos procedimientos de evaluación son un paso en el proceso de despertar y apreciar nuestras aptitudes interiores. Nos ofrecen medios para trabajar, sin ideas preconcebidas, con la realidad de cada paciente, una estructura mediante la cual podemos aprender a ser receptivos y a mantenernos abiertos a nuevas perspectivas y posibilidades en todo momento. Apoyándonos en la estructura de las estaciones de escucha y las liberaciones, aprendemos a trabajar de un modo personal para cada individuo.

El proceso de evaluación, de conciencia, es interactivo. El paciente, el tejido del cuerpo y los órganos físicos responden a esa persona en concreto, a ese terapeuta, en ese momento y lugar. El diálogo continúa durante la sesión: tanto el paciente como el terapeuta están aprendiendo a comunicarse con eficacia, a trabajar juntos.

EVALUAR EL RITMO CRANEOSACRAL

Debido a que el ritmo craneosacral es un aspecto único y central de la terapia craneosacral, todo el cuerpo doctrinal de esta surgió en torno a él. Los creativos e innovadores pioneros de este campo conjeturaron sobre lo que era el ritmo, y lo que significaba. Estas conjeturas se asumieron, más tarde, como hechos. Después, se hicieron más asunciones basadas en las primeras. Se han hecho muchas generalizaciones sobre los pacientes, basadas en el aparente ritmo.

Sin embargo, no hemos sido capaces de medir este ritmo de un modo científico como un fenómeno fisiológico independiente. Su base no está clara. Además, la manera en la que se manifiesta parece variar dependiendo del terapeuta.

No obstante, este ritmo se manifiesta ante miles de terapeutas. Las características de los movimientos del esqueleto y del cráneo nos dan indicios de constricción y libertad en las articulaciones y el tejido. En concreto, el ritmo de retorno después de un profundo proceso de liberación parece un importante indicador de que se han restaurado la flexibilidad y la libertad. Debido a que yo mismo lo he experimentado, acepto la realidad de la existencia del ritmo craneosacral. Reconozco su ciclo y su utilidad en una sesión, aun sin conocer su base fisiológica.

Si tuviera que dar una explicación científica convencional sobre todo lo que hago, me vería limitado por los conceptos que utilizara. Es más realista dejarme guiar por los datos de mi propia experiencia, aunque racionalmente no comprenda con exactitud cómo se manifiestan.

Las capas de fascia forman una estructura de protección y sostén alrededor de cada uno de los órganos y grupos de tejidos del cuerpo. Su constricción protectora al afrontar un trauma a menudo restringe el movimiento natural de los órganos y articulaciones en esa zona. Los terapeutas han observado que el movimiento del ritmo craneosacral también está influenciado. De este modo, la palpación del ritmo se ha convertido en una herramienta de evaluación habitual. Los terapeutas han supervisado este ritmo desde los primeros días de su experiencia de aprendizaje. A continuación, encontraréis un resumen de la información que podemos obtener del ritmo craneosacral.

Simetría

Una diferencia entre un lado del organismo y el otro en el ciclo completo del ritmo generalmente indica una constricción del tejido suave sobre el punto que estás palpando. Se cree que la limitación se halla en el lado donde el ritmo es más lento, más irregular, o en el que tiene un rango de movimiento más limitado. Supervisar el ritmo en distintos lugares mientras te desplazas por el cuerpo te ayudará a localizar el problema.

Amplitud

Con frecuencia, el ritmo óptimo puede sentirse tras una liberación. El ritmo se reanuda con una sensación de totalidad, de mayor amplitud y comodidad. Una sensación de angostura indica constricción. Esta puede ubicarse solo en un lado, dando lugar a la asimetría que he descrito anteriormente. A menudo, puede sentirse una sensación de estrechez y de constricción del ritmo en ambos lados a la vez, en una o dos estaciones de escucha. Y, a veces, aparece una de constricción en el ritmo a nivel general en el cuerpo y la cabeza.

Cuando la sensación de constricción se extiende sobre una amplia sección del cuerpo del paciente, un único punto de concentración concreto no parece ser la explicación. Generalmente, los músculos y el tejido conectivo están también tensos en la región oprimida. Sin embargo, un trabajo cuidadoso y atento en los diafragmas suele proporcionar un retorno del ritmo completo y una relajación del cuerpo.

Velocidad

La velocidad del ritmo craneosacral puede variar de cuatro a doce ciclos por minuto. Normalmente, es más lento que la respiración en reposo. A diferencia de la del corazón y la respiración, esta velocidad generalmente no varía de una situación a otra, cuando son medidas por el mismo terapeuta.

Diferentes terapeutas pueden descubrir distintas velocidades del ritmo. Sin embargo, cuando trabajan juntos con el mismo paciente, los ritmos, a menudo, se sincronizan. Cuando un único terapeuta trabaja con un paciente, los ritmos de ambos con frecuencia están sincronizados.

Algunos líderes en este campo han ofrecido conclusiones de diagnóstico basadas en el número de ciclos por minuto. Son embargo, estas asunciones parecen influenciables, por lo que, según mi experiencia, a menudo no son válidas. Por lo general, nos formamos estos juicios basándonos en indicadores simples cuando no comprendemos bien al paciente, o nos sentimos distantes.

Características

Además de la simetría, la amplitud y la velocidad, hay otras impresiones o características expresadas por el ritmo. Pon atención a lo que sientes. Puedes notar forcejeo, paz, fortaleza o retirada. Sin poner demasiado énfasis en una única impresión, fíjate en si encaja con otras sensaciones y contribuye a tu comprensión de la experiencia del paciente.

Sé prudente: la impresión intuitiva del terapeuta solo representa una única faceta de la totalidad del paciente. La intuición, a menudo, se ve coloreada por la historia personal del terapeuta. Mantente abierto a cualquier sorpresa, y no te aferres demasiado a una única perspectiva.

TRABAJAR CON EL CONDUCTO DURAL Y LA COLUMNA VERTEBRAL

El conducto dural recorre toda la columna formando una funda fuerte y protectora, aunque flexible, para el entorno de la médula espinal. Continúa con la membrana dural de la bóveda craneal. Pero el conducto dural solo se adhiere a la columna en las vértebras cervicales superiores y el sacro. Es libre durante casi todo el canal espinal, capaz de ajustarse al movimiento del cuerpo sin constreñir el tejido nervioso de la médula espinal. En cada vértebra, emergen fundas más pequeñas a cada lado del conducto dural, que permiten que la fibra nerviosa se ramifique desde la médula espinal hasta el tronco. Estas fundas y sus contenidos pasan al exterior a través de espacios entre las vértebras: el foramen intervertebral.

A veces, el conducto dural se adhiere a los lados del canal espinal, o se retuerce ligeramente en el interior de este espacio. Esto podría impedir el libre flujo de fluido cerebroespinal hasta ciertas partes de la médula espinal, o presionar sobre los troncos nerviosos cuando estos se ramifican desde la médula hasta el tronco. Para entender esto, imagina lo que ocurre cuando la manga de un jersey, un calcetín o una media se retuercen, esa sensación de incomodidad causada por esa ligera torsión de la tela contra la piel.

Otro tipo de limitación del conducto dural puede ser causado por la desalineación. Una desalineación entre las vértebras podría presionarlo, restringiendo el movimiento y el flujo del fluido. Generalmente, una desalineación entre las vértebras provoca una presión contra uno de los nervios espinales que pasan al tronco. El resultado es dolor y rigidez en el tejido circundante. El suave balanceo que he mencionado previamente ayudará a aliviar las limitaciones a lo largo de toda la columna. Además, las siguientes técnicas de visualización pueden ayudarte a localizar y aliviar estas limitaciones.

Visualización y flujo

Durante el transcurso de la sesión, puedes sentir las características de la conexión entre la columna y el conducto dural. Esto es especialmente cierto durante las liberaciones de la pelvis, la articulación atlanto-occipital y los huesos parietales.

Palpación del sacro o de la apertura torácica

Después de llevar a cabo las liberaciones de la pelvis, deja que una mano permanezca sobre el sacro. Permite que los dedos de la otra toquen los procesos espinosos de la columna lumbar. Mueve esa mano poco a poco en cualquier dirección, a lo largo de la columna. Mantente atento a las sensaciones de libertad y limitación que puedas recibir. Quédate allí un momento, y siente cómo se suaviza el tejido y se abre la comunicación a lo largo de la columna.

También puedes comenzar un proceso similar en el otro extremo. Colocándote en ángulo entre el hombro y el cuello, pon suavemente una mano bajo la vértebra superior torácica como hiciste en la liberación del diafragma torácico. Quédate allí un momento. Después, lleva los dedos de la otra mano a la columna vertebral, alrededor del diafragma respiratorio. Permanece tranquilamente en esa posición mientras observas señales de cambio en el cuerpo. Mueve las manos como te plazca.

Palpación del occipucio

Después de liberar la articulación atlanto-occipital, relaja las manos. Sostén la parte posterior de la cabeza entre ellas, con las puntas de los dedos rozando ligeramente la base del occipucio. Con la imaginación, busca el conducto dural. Visualiza cada una de las vértebras. ¿Hasta dónde puedes llegar? ¿Sientes libertad o limitación, comodidad o incomodidad? ¿Sientes tensión en un lado o en otro? Examina estas impresiones y compáralas con la información que recibiste del paciente y tus sensaciones al tocar directamente.

Palpación de los huesos parietales

Cuando la liberación parietal se haya completado, siéntate relajadamente con los dedos sobre los parietales. Con tu percepción interna, «mira» la hoz cerebral, sobre el tentorium del cerebelo hasta la duramadre, cuando esta pasa a través del foramen magnum para formar el conducto dural. Puedes sentir restricción o apertura en alguna de estas membranas. ¿Percibes alguna influencia proveniente de la musculatura de los hombros?

Sincronización en el occipucio y el sacro: puente

El ritmo craneosacral se caracteriza por un movimiento recurrente en todos los huesos y tejidos del cráneo y la columna vertebral. A menos que haya allí alguna influencia perturbadora, el occipucio y el sacro se moverán al unísono a lo largo del ciclo. Cuando el occipucio rota hacia fuera y hacia abajo, en dirección a los pies, la columna parece alargarse. El sacro rota de modo que la punta (el cóccix) se balancea hacia delante. Cuando el occipucio rota hacia dentro y hacia arriba, la columna parece acortarse, y el cóccix rota hacia atrás.

Este movimiento puede percibirse en casi cualquier momento de la sesión. Para que te hagas una idea, mantén las manos frente a ti con las palmas hacia arriba, formando una copa. A continuación rótalas haciendo un pequeño arco, moviéndolas desde la muñeca. Las manos se mueven juntas, ambas inclinándose hacia un lado, y después hacia el otro. Los codos y los antebrazos permanecen relativamente inmóviles, ajustándose simplemente al movimiento de las manos y las muñecas. Esta es solo una representación de los sutiles movimientos que sentiremos en el cuerpo.

Para palpar este movimiento en tu paciente, siéntate a un lado, frente a la mesa de masaje. Desde el lateral, contacta con el sacro con

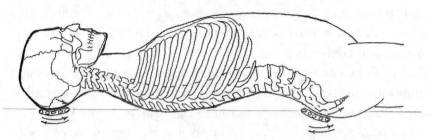

Ilustración 50. Tender un puente entre el occipucio y el sacro.
Los cambios de presión rítmica a lo largo de la bóveda craneal y el canal espinal producen un movimiento de balanceo similar en el occipucio y el sacro: hacia abajo en flexión, hacia arriba en extensión. Las flechas en el occipucio y el sacro indican el movimiento de flexión. Este movimiento puede ser palpado y potenciado colocando las manos bajo estos puntos mientras el paciente permanece tumbado sobre la camilla. Las dobles flechas indican el movimiento percibido por las manos del terapeuta.

los dedos de una mano. Coloca la otra bajo la parte posterior de la cabeza, sosteniendo el occipucio. Asegúrate de que tanto tu paciente como tú estáis cómodos.

Deja que los brazos se relajen. Observa cualquier movimiento o indicio de liberación en cualquiera de las manos. Cuando el movimiento del sacro y del occipucio se haga más claro, fíjate en cómo se mueven al unísono. Si el movimiento está sincronizado, las manos parecerán moverse o balancearse juntas. Puede que percibas alguna diferencia entre la fortaleza del movimiento del occipucio y el del sacro.

Esta liberación tradicional exige que ejerzas una ligera presión para enfatizar el movimiento en los extremos de la columna, es decir, que provoques un efecto de tracción en esta y el conducto dural. Con tu presencia y un ligero énfasis puedes ayudar a que el occipucio y el sacro se armonicen, tanto en ritmo como en amplitud de movimiento. Si notas limitaciones, busca su origen a lo largo del conducto dural. Sé consciente de que tus manos podrían estar imponiendo restricciones si tu paciente o tú estáis incómodos.

Además, puedes realizar la práctica de tender un puente entre la zona de la columna y el cuerpo. Coloca una mano como anclaje y, con las yemas de los dedos de la otra, contacta con algunos puntos a lo largo de la columna. Tocar de este modo es físicamente más cómodo que sostener la cabeza y el sacro al mismo tiempo. Al trabajar con pasos pequeños, ayudamos a que el organismo restablezca la comunicación y la relajación entre sus partes. Tocamos ligeramente, dando tiempo a la liberación, la suavización y la integración en cada paso. El cuerpo hace el resto del trabajo.

A veces, comienzo colocando las manos cerca la una de la otra, como hicimos en la liberación de la articulación lumbosacra. Después, subo una mano hasta la columna. Otras veces me parece más efectivo comenzar con una distancia mayor, y acercarme poco a poco.

No hay reglas, a excepción de mantenerse abierto y respetuoso con el paciente y la relación terapéutica.

EL USO DE ESTOS PROCEDIMIENTOS DE EVALUACIÓN EN UNA SESIÓN

Estos procedimientos nos proporcionan una amplia variedad de métodos de sintonización o descubrimiento de lo que el cuerpo del paciente está dispuesto a revelar en ese momento. Practicar estas técnicas puede ayudarnos a profundizar nuestra conciencia sobre los sutiles modos que el cuerpo puede emplear para indicar su estado. Al principio, puede resultarte útil experimentar todas estas técnicas y forjarte una impresión de cada una. Úsalas con las estaciones de escucha o mézclalas durante las liberaciones del diafragma. Conforme adquieras más experiencia, descubrirás con cuál te sientes más cómodo, y cuál encaja mejor con tus habilidades personales.

La mayor parte de estos procedimientos nos ofrecen señales de intensidad o de bloqueo de energía. Es interesante advertir los patrones existentes. ¿Los puntos focales van de lado a lado? Por ejemplo, la cadera derecha podría acusar dolor, o estar limitada, y también la parte superior izquierda del abdomen, a la altura del estómago o el bazo. ¿O la restricción parece limitarse a un único lado? Por ejemplo, los hombros, las costillas o las caderas podrían verse limitados en el mismo lado. Algunos terapeutas marcan los resultados de su evaluación inicial en un gráfico del cuerpo humano. De ese modo, en sesiones posteriores, pueden consultarlo y anotar los cambios. Este procedimiento, además de ser una útil técnica de registro, constituye una práctica herramienta de aprendizaje.

Capítulo 7

La bóveda craneal

Este capítulo se presenta como un resumen y una expansión de lo que ya sabes de la bóveda craneal. La información que se presenta va más allá de lo que es esencial para trabajar eficazmente como terapeuta craneosacral. Sin embargo, puede dar respuesta a algunas preguntas y estimular otras. En concreto, espero que la explicación sobre la bóveda craneal que aquí se desarrolla incremente tu apreciación y asombro ante los procesos vitales que, en breve, veremos y apoyaremos.

UN ENTORNO ESPECIAL

La bóveda craneal y la columna vertebral componen un entorno único y especializado en el interior del organismo humano. La idea de *bóveda* implica protección y seguridad, garantizadas por la estructura ósea, las sucesivas capas de membranas y el fluido que baña todo el sistema nervioso central.

Cualquier estructura fuerte puede convertirse en vulnerable si es demasiado rígida. La flexibilidad y la resiliencia tienen también una importancia crucial. Las articulaciones y los tejidos que conectan a los huesos, así como las características de los propios huesos, garantizan estas cualidades. Esta combinación de fortaleza y resiliencia varía de la parte superior del cráneo a su base, y de los delicados huesos del cuello a las pesadas estructuras de las vértebras inferiores y el sacro. Todos tienen la capacidad de amortiguar los impactos, responder a los cambios de presión interna o externa y recuperarse de un trauma o estrés.

Finalmente, la salud y el buen funcionamiento del sistema nervioso central exigen el flujo libre en el interior y exterior de la bóveda craneal y el canal espinal. Las aberturas especiales en la base de la bóveda craneal y a lo largo de la columna vertebral garantizan el paso del fluido y de los impulsos nerviosos en ambas direcciones.

Una mirada detallada a la bóveda craneal

Ahora se analizará la estructura y el funcionamiento de la bóveda craneal en mayor detalle. En el entorno de la bóveda craneal, el fluido, la membrana y los huesos interactúan para ofrecer un lugar de protección, nutrición y actividad. Comprender el funcionamiento interactivo de este entorno nos proporciona una mayor conciencia de nuestro papel como terapeutas. Entramos en contacto con este sistema desde el exterior, apoyando su retorno al equilibrio.

Cerebro y tejidos nerviosos

La bóveda rodea al cerebro, un centro especialmente diseñado para recibir, procesar y distribuir la información. Los mensajes entran a las células del cerebro y salen de ellas hacia las partes del cuerpo. Los nervios craneales y espinales proporcionan vías de comunicación entre la totalidad del organismo y los centros de procesamiento o pensamiento del sistema central nervioso.

Fluidos

Los nervios no son las únicas vías entre el cerebro y el cuerpo. A través de los fluidos que entran y salen de la bóveda craneal, pasan, además, los mensajes. Las arterias y las venas pasan a través de

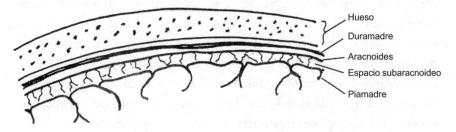

Ilustración 51. Capas de membrana de la bóveda craneal.
La membrana aracnoides está respaldada por la duramadre, y envía filamentos a través del espacio subaracnoideo hasta la piamadre. Esta se adhiere a la superficie del cerebro, siguiendo sus pliegues. El fluido cerebroespinal fluye en el interior del espacio subaracnoideo.

aberturas (foramen) en la base de la bóveda craneal. El flujo sanguíneo contribuye al equilibrio de la presión en el interior de la bóveda y proporciona fluido vital, nutrición y células protectoras. Los niveles de electrolitos y hormonas en la sangre envían señales al cerebro sobre el cuerpo y sus órganos.

En el interior de la bóveda craneal, las glándulas pineales y pituitarias se hallan íntimamente conectadas con el tejido cerebral. Estas glándulas liberan hormonas en el torrente sanguíneo, enviando sus mensajes desde la bóveda craneal hasta las glándulas, órganos y células individuales del cuerpo. El libre flujo de los impulsos nerviosos y del fluido entrando y saliendo de la bóveda es, evidentemente, tan importante para el organismo como la integridad física de la cubierta exterior de la bóveda.

Fluido y membranas

El cerebro y la médula espinal están inmersos en un fluido que se produce y absorbe en el interior del entorno protector de las meninges, las membranas que se encuentran entre el cerebro y el hueso. La consistencia del fluido cerebroespinal es parecida a la de la linfa. Sin embargo, circula principalmente dentro de su propio sistema. Producido en el interior de unos espacios en el centro y tronco del cerebro, fluye alrededor de este y de la médula espinal, y es absorbido de nuevo en el torrente sanguíneo, cerca de la superficie superior del cerebro.

El fluido y las membranas están asociados, y juntos forman el entorno protector y nutritivo situado alrededor del cerebro. Una recia membrana exterior, la duramadre, se ocupa principalmente de establecer la integridad de la carcasa exterior. Está íntimamente unida al periostio de los huesos, que es casi indistinguible de ella. La duramadre, además, se pliega hacia dentro para formar la hoz cerebral, la hoz del cerebelo y el tentorium del cerebelo. Estas divisiones proporcionan una estabilidad mayor a la masa cerebral, formando divisiones entre sus partes más importantes.

La delicada membrana más recóndita, la piamadre, se adhiere directamente al tejido superficial del cerebro y a la médula espinal, siguiendo todos sus pliegues y delineando todas sus cavidades. Entre la piamadre y la duramadre está la aracnoides, la cual, respaldada por la duramadre, envía delgados filamentos hacia dentro, formando puentes hasta su vecina, la piamadre. Esto forma el espacio aracnoideo. Aquí, entre las membranas aracnoides y de la piamadre, se halla el entorno del fluido cerebroespinal.

En el interior del cerebro, cerca de los laterales y en el centro, hay huecos conocidos como ventrículos. La piamadre, siguiendo todos los pliegues y canales del tejido cerebral, delinea estos espacios interiores. Dentro de los ventrículos, los capilares sanguíneos se hinchan desde la superficie de la piamadre y se reúnen en grupos, que secretan fluido cerebroespinal. Estas agrupaciones se llaman plexos coroideos.

El fluido cerebroespinal llena los dos ventrículos laterales y fluye hacia el tercero, el ventrículo central, incrementando su volumen. A

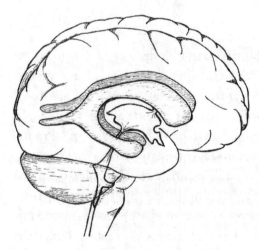

Ilustración 52. Los ventrículos.
Estos cuatro espacios huecos llenos de fluido en el interior del cerebro son las fuentes principales del fluido cerebroespinal del sistema nervioso central. Los dos ventrículos laterales se hallan en el interior de los hemisferios izquierdo y derecho. Sus secreciones de fluido pasan al interior del irregular tercer ventrículo, y después al cuarto, en el tronco cerebral. El fluido cerebroespinal pasa desde allí al canal central de la médula espinal, y al interior del espacio subaracnoideo, alrededor del cerebro y de la médula espinal.

continuación, atraviesa el acueducto cerebral del tronco cerebral en el cuarto ventrículo. Desde allí, las aberturas permiten que el fluido cerebroespinal entre en el interior del espacio aracnoideo y fluya directamente desde el cuarto ventrículo al interior del canal central de la médula espinal. Circula hasta el canal central y la parte posterior de la médula espinal, y sube hasta la zona delantera de la médula espinal.

El fluido cerebroespinal circula continuamente en el interior de todos los espacios situados alrededor del cerebro y de la médula espinal. En esta fase, parte del fluido se filtra desde el sistema nervioso central hasta el tejido intracelular. Allí se mezcla con el líquido intersticial y es transportado por el sistema linfático. Gran parte del fluido continúa en el interior de este entorno especializado hasta que es absorbido por las granulaciones aracnoides.

Cerca de la parte superior de la cabeza, algunas porciones de membrana aracnoides penetran en los muros de los vasos sanguíneos mayores, que portan sangre venosa. Estas penetraciones son llamadas villi aracnoides. Con la edad, al expandirse para formar pequeñas cámaras, son conocidas por el nombre de granulaciones aracnoides.

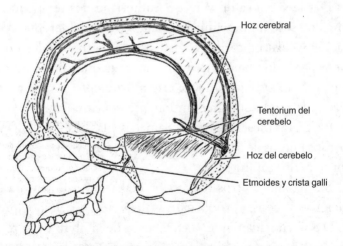

Hoz cerebral

Tentorium del cerebelo

Hoz del cerebelo

Etmoides y crista galli

Ilustración 53. La hoz y el tentorium.
Las capas de la duramadre se pliegan hacia dentro para formar compartimentos protectores en el interior de la bóveda craneal. La hoz forma una partición central entre los hemisferios del cerebro y el cerebelo. El tentorium se extiende de forma protectora a ambos lados, sobre el cerebelo. La hoz cerebral y el tentorium del cerebelo sostienen, además, grandes canales para el retorno de la sangre venosa. En la ilustración se muestran los senos sagitales superior e inferior, alojados en la hoz cerebral, y el conectivo seno recto.

Aquí el fluido cerebroespinal es arrastrado fuera del espacio subaracnoideo para ser absorbido en el torrente venoso.

Existe un débil flujo de fluido cerebroespinal alrededor de todo el cerebro y de la médula espinal. Además, pequeñas reservas de fluido se reúnen en los irregulares espacios que hay entre el tejido nervioso y la membrana externa. Esto tiene lugar alrededor del cuarto ventrículo, en la base del cerebro, y en el sacro. De este modo, el cerebro y la médula espinal están rodeados de fluido cerebroespinal, casi flotando en él.

El fluido y las capas de membrana amortiguan el cerebro y la médula espinal. Cuando el fluido cerebroespinal fluye sobre la piamadre del cerebro y la médula, proporciona tanto nutrición como un medio para la eliminación de desechos. Se aseguran así el equilibrio adecuado de electrolitos y la circulación de agentes inmunológicos especializados entre las meninges.

EL RITMO CRANEAL

Desde la época de William Sutherland, los terapeutas han sido conscientes de un movimiento cíclico regular diferente al de la respiración y el ritmo cardíaco. Este puede sentirse en los huesos de la cabeza y la columna como un ritmo craneosacral o un impulso rítmico craneal. De algún modo, este movimiento se refleja a través del cuerpo, de modo que un componente del ritmo craneosacral puede sentirse en los pies, las piernas, la pelvis y las costillas. De este efecto sobre los huesos de la cabeza se hablará con mayor profundidad en los siguientes dos capítulos.

Sutherland y otros han atribuido este movimiento a los ciclos relacionados con la producción y absorción del fluido cerebroespinal. Desafortunadamente, a excepción del ámbito de la terapia craneosacral, esto nunca ha sido verificado. Los cambios de presión y los movimientos suelen ser demasiado sutiles como para poder medirlos mediante instrumentos de uso común.

LOS HUESOS DE LA BÓVEDA CRANEAL

Los huesos de la bóveda craneal varían tremendamente dependiendo de su ubicación y funcionamiento, pero todos contribuyen a formar un contenedor que posee fuerza, un peso ligero y flexibilidad. Cerca de la parte superior de la cabeza las superficies óseas que proporcionan una protección exterior son suaves y sencillas. Sus formas ligeramente curvadas forman un espacio interior compacto y fuerte. Los huesos parietales representan más directamente esta estructura exterior visible.

A diferencia de la parte superior del cráneo, donde los huesos se unen a largas suturas curvas, las uniones de la base craneal forman líneas irregulares de abruptas ondulaciones. La parte central de la base craneal está formada por varias secciones gruesas, aunque estrechas, que proporcionan tanto fortaleza como flexibilidad. Esta estructura tiene la capacidad de humedecerse, de absorber y de adaptarse a las situaciones de estrés, así como a las sacudidas y presiones que suben desde el torso o se transmiten directamente a través de la columna vertebral.

La estructura ósea es la que proporciona esta flexibilidad. Los huesos no son rígidos, como madera seca, sino flexibles, como un árbol vivo. Pueden ceder un poco sin romperse.

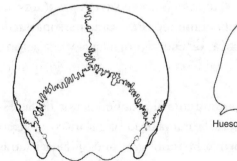

Ilustración 54a. Las suturas entrelazadas de la bóveda craneal.
Estas firmes uniones tienen la capacidad de adaptarse al estrés y los cambios de presión.

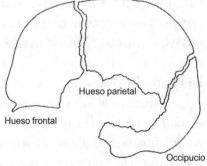

Hueso parietal

Hueso frontal

Occipucio

Ilustración 54b. Una vista esquemática desde la izquierda.
El hueso frontal y el occipucio se curvan debajo para formar una parte de la base craneal. El parietal es el único hueso de la bóveda que no llega a la base.

En lugar de formar una única carcasa, la bóveda craneal está compuesta de muchas placas curvadas unidas por unas costuras entrelazadas conocidas como suturas. Este tipo de unión proporciona un fuerte sostén, pero permite un ligero movimiento. El efecto de una sutura puede imaginarse como el de unir las manos entrelazando los dedos. Estos proporcionan una conexión segura allí donde se encuentran, pero permiten el movimiento de las manos y de las muñecas. La estructura formada por este tipo de unión puede flexionarse y cambiar en respuesta a la presión interna o externa. Los dedos entrelazados de hueso están recubiertos por el periostio, tejido conectivo que proporciona una amortiguación y una flexibilidad extra a las suturas. La duramadre, el tejido conectivo interno donde se alojan los huesos, añade resiliencia, da forma a la estructura, mantiene los huesos en su lugar e intenta recolocarlos en su posición original cuando tiene lugar una distorsión.

Por otra parte, la duramadre puede tensarse para ofrecer protección en respuesta al estrés o al trauma. De esa forma, cede parte de su resiliencia para mantener los huesos fuertemente unidos a sus suturas. Los que responden al tacto son los tejidos conectivos, la duramadre y el periostio. Metafóricamente hablando, al percibir la solidaria presencia de las manos del terapeuta, estos tejidos son capaces de abandonar su extrema vigilancia. Al relajar su nivel de tensión, revisan otras posibilidades. Buscan una forma más cómoda de sujeción con resiliencia. Sin embargo, este nivel de renovada relajación no es una fórmula estándar para todo el mundo. Para cada persona existe una específica combinación eficaz de energía, vigilancia y relajación.

El hueso frontal

El frontal, el hueso que se enfrenta al mundo, es una de las estructuras más sólidas de la cabeza. Se curva desde la sutura coronal hacia delante, desciende para formar la frente y después gira hacia atrás sobre los ojos. Esta envolvente estructura curvada da una gran fortaleza a la frente. Una estrecha grieta en su base permite que el hueso etmoides acceda a la bóveda. Por otra parte, el hueso frontal abarca totalmente la parte delantera del cerebro. Su forma recuerda a media esfera, achatada y moldeada en la base.

La sutura coronal, donde el frontal se une con los dos huesos parietales, es relativamente sencilla. Se encuentra con la parte más amplia del esfenoides, donde la cresta posterior del frontal se curva hacia abajo a ambos lados. Allí, las alas y el cuerpo del esfenoides forman una extensa articulación con el borde inferior del frontal, detrás de los ojos. El esfenoides y los huesos frontales se aplanan para formar un amplio triángulo irregular en el punto de unión en el rabillo de los ojos. El frontal parece apoyarse sobre el esfenoides. Directamente en el interior de este último, en el centro de esta pesada unión, hay pasajes para los nervios y vasos sanguíneos que van hasta los ojos y el rostro. Una pestaña más superficial de hueso protege esta unión. El

Ilustración 55a. El hueso frontal desde el interior.
Esta sección del sagital muestra las suturas del hueso frontal con el parietal y las alas mayores del esfenoides. Comenzando en la sutura coronal, el frontal se curva hacia delante hasta la línea del cabello, hacia abajo hasta la frente, y hacia atrás sobre los ojos para encontrarse con el esfenoides. Directamente detrás del puente de la nariz, una estrecha grieta en el hueso frontal permite que el etmoides (no representado aquí) alcance la bóveda. El esfenoides y sus alas llegan a la parte central del cráneo, uniéndose con el borde inferior del frontal y el rabillo del ojo (ver además las ilustraciones 58a y 58b).

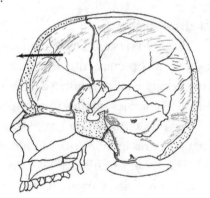

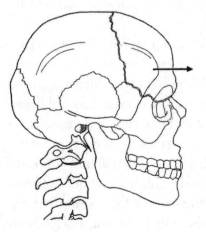

Figura 55b. Una vista exterior del hueso frontal.
Más allá de la bóveda craneal, los huesos de la nariz, la boca y el rostro se unen con el frontal. La dirección de la liberación suele ser hacia delante, lejos del parietal y del esfenoides. A veces, los huesos situados alrededor de las órbitas oculares, la nariz y el rostro pueden presentar cierta resistencia a la liberación. A medida que sigues la liberación frontal, el movimiento podría ser irregular o variar de lado a lado mientras las restricciones en la duramadre se liberan gradualmente siguiendo las suturas.

hueso cigomático se extiende hacia abajo desde el frontal, a lo largo del borde del esfenoides, hasta la superficie del maxilar.

La base del hueso frontal se despliega hacia atrás por encima de los ojos, formando un techo curvado para las cuencas oculares. Entre los ojos, sobre los pasajes interiores de la nariz, los huesos etmoides, lacrimal, maxilar y nasales se unen en el frontal (ver las ilustraciones 73 y 83, en el capítulo 9).

Debido a estas complejas conexiones, el tejido conectivo puede sujetar al hueso frontal en toda su base con mayor firmeza de la que ofrece a lo largo de la sutura coronal. El movimiento del frontal parece estar especialmente influenciado por el del esfenoides. Las extensas articulaciones a lo largo de su borde inferior y en las sienes llevan el frontal hacia el esfenoides.

El etmoides

El etmoides es el único hueso de la bóveda craneal que no podemos tocar directamente al palpar el cráneo. Ubicado entre los ojos, está justo debajo del centro del hueso frontal. Gran parte del etmoides forma los pasajes nasales y aloja el sentido del olfato.

Su estructura es inusual. Unas células con delgados muros óseos forman cámaras laberínticas a ambos lados de una placa perpendicular. Esta frágil estructura se extiende desde el maxilar y el lacrimal, en el puente de la nariz, hasta el esfenoides y los huesos palatinos. Los laterales del etmoides constituyen la pared interior de las cuencas oculares y los pliegues inferiores de estas cámaras, el techo de las fosas nasales.

La placa perpendicular central del etmoides contribuye a la partición nasal, el septo. Su borde inferior se une con otra delgada partición, el vómer. Siguiendo hacia arriba, la placa perpendicular atraviesa la bóveda craneal a través de una estrecha grieta en la base del hueso frontal. Aquí, esta extensión del etmoides forma un punto de anclaje, el crista galli, para la hoz del cerebelo (ver la ilustración 53).

En el interior de la grieta frontal, un hueso más denso, conocido como placa cribiforme, forma el techo del etmoides. Pequeñas aberturas permiten el paso de los vasos sanguíneos y los nervios desde la bóveda craneal hasta las cámaras del etmoides (ver las ilustraciones 60

Ilustración 56a. Los huesos parietales: una vista interior.
Ambas ilustraciones muestran las suturas del hueso parietal con el frontal, el esfenoides, el temporal y el occipital (la sutura sagital a lo largo de la parte superior entre los huesos parietales no aparece). La sutura coronal entre el parietal y el frontal se curva a ambos lados hacia abajo, hasta las sienes. Aquí, el hueso parietal se encuentra brevemente con el esfenoides, y después continúa a lo largo de la curva irregular del hueso temporal.

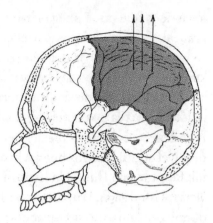

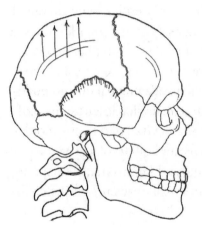

Ilustración 56b. Los huesos parietales desde el exterior.
La sutura escamosa entre el temporal y el parietal está biselada, de modo que el hueso temporal solapa ligeramente al parietal a ambos lados (indicado con rayitas). En el occipucio, el hueso parietal sigue la sutura lambdoidea diagonalmente hacia el lambda, justo por encima de la protuberancia occipital externa. La dirección tradicional de la liberación es hacia arriba, tal como indican las flechas.

y 61). La parte interior de estas cámaras tiene contornos que hacen girar el aire sobre la membrana mucosa y los folículos capilares de las fosas nasales. Aquí se encuentran los receptores olfativos, justo debajo de los lóbulos frontales del cerebro.

Aunque no podamos sentir directamente el movimiento en el etmoides, probablemente influiremos en sus suturas al trabajar con el frontal, el esfenoides, y más tarde con el vómer y los huesos maxilares y nasales. Volveré a hablar del etmoides en el capítulo 9.

Los huesos parietales

Los parietales son un ejemplo de la suave y sencilla estructura de los huesos que forman la superficie externa de la bóveda craneal. Son los únicos que no se pliegan hacia dentro para formar parte de la base craneal. Los dos huesos parietales se unen en la sutura sagital, que se extiende a lo largo del centro del cráneo desde el frontal hasta el lambda, el punto donde los parietales se encuentran con el occipucio.

En el interior de la bóveda craneal, bajo la sutura sagital, la duramadre forma la hoz cerebral, una partición entre los hemisferios cerebrales. Se trata de la partición del tejido conectivo que se extiende desde el etmoides y los huesos frontales hasta la protuberancia occipital. Plegada en la hoz, a lo largo de su extensión, se extiende una larga vena, el seno sagital superior (ver la ilustración 53). Es en este espacio donde presionan las granulaciones aracnoides para que el fluido cerebroespinal regrese al torrente sanguíneo.

La fase de crecida del ritmo craneosacral presiona los huesos parietales hacia fuera y arriba. Cuando ayudamos a su liberación empujando hacia arriba, contactamos con la hoz, liberando así el estrés acumulado en esta estructura interna de la duramadre. A través de la hoz, la liberación podría extenderse hacia abajo, hacia los tejidos de la base craneal y el cuello.

Gran parte de la zona inferior del parietal se ve solapada aquí por el temporal a lo largo de la sutura escamosa. El temporal, al solaparlo, produce un efecto de copa, sosteniendo los bordes inferiores de los parietales.

Los huesos temporales

A ambos lados de la cabeza, la sencillez de los parietales da paso a los multifuncionales huesos temporales. Cada temporal es relativamente plano, y forma una sección semicircular sobre la oreja y alrededor de esta. El borde superior del hueso está biselado en el punto en que solapa al parietal; adopta una forma irregular a lo largo de su borde inferior, y, cuando se encuentra entre el esfenoides y el occipucio, se hace más grueso y estrecho. En esta sección se produce una amplia variedad de funciones.

A lo largo del borde inferior del hueso temporal, los procesos cigomáticos continúan hacia delante, un espacio hueco presenta una articulación para la mandíbula inferior, el canal auditivo se hunde hacia

Ilustración 57a. Los huesos temporales: una vista interior.
En estas ilustraciones planas, los huesos temporales están situados en el centro de cada lado. La ilustración de la derecha mira hacia abajo, al interior de la base craneal. El dibujo de abajo mira hacia arriba, al resto de la estructura de la base. Las flechas que tienen origen en el canal auditivo externo indican, aproximadamente, la dirección tradicional de la liberación. Fíjate en que esto se ajusta a grandes rasgos al ángulo de la porción petrosa en la base. Tradicionalmente, se considera que la dirección de la liberación es en diagonal, hacia fuera y hacia abajo.

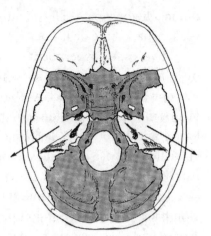

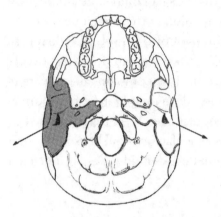

Ilustración 57b. La vista desde abajo.
Incluso en esta liberación, aparentemente sencilla, es importante seguir el movimiento de los huesos, ya que estos reflejan los patrones de estrés y relajación de la duramadre a lo largo de sus suturas. La liberación de los huesos temporales puede contribuir enormemente a la liberación de la base craneal, incluyendo las limitaciones en la duramadre alrededor del foramen, en los bordes del hueso temporal.

dentro y el proceso mastoideo desarrolla un importante punto de unión del tejido.

Justo frente al canal auditivo, la mandíbula inferior forma un eje con el temporal. Ligeramente por encima de esa articulación, una extensión del temporal se arquea hacia el hueso cigomático. Los músculos de la masticación suben desde la mandíbula, bajo el arco cigomático, y se unen en un amplio arco a lo largo de ambos lados del cráneo. De este modo, los movimientos de la mandíbula afectan directamente a los huesos temporales, parietales, esfenoides y frontales.

Detrás de la oreja se ubica el nudo redondeado conocido como proceso mastoideo, que proporciona una unión para el músculo del cuello que sube desde el esternón y la clavícula. Los músculos, además, llegan desde el proceso mastoideo hasta el suelo de la boca. Cerca, el proceso estiloides se proyecta hacia abajo, y proporciona una unión adicional para el ligamento y el músculo hasta el hueso hioideo y la lengua, o base de la boca.

A veces, se experimenta tensión o dolor en los músculos de la mandíbula y en la articulación temporomandibular. Generalmente, esta opresión irradia hacia arriba desde el cuello y los hombros, y afecta a los músculos y al tejido conectivo situados alrededor del cuello y la base craneal. Por tanto, la relajación del torso superior, los hombros, el cuello y la base craneal es un importante preliminar para aliviar la mandíbula y sus músculos.

La parte inferior del hueso temporal se estrecha en una proyección hacia dentro, la porción petrosa. Llega como si de un dedo se tratase hasta la base craneal, hasta la unión entre el occipucio y el esfenoides. Su grosor forma un sólido envoltorio para el delicado mecanismo del oído y el sentido del equilibrio. En el interior de la bóveda, la porción petrosa del hueso temporal sirve como un anclaje para el tentorium del cerebelo, una partición de la membrana dural sobre el cerebelo. Cuando se produce una opresión en la base craneal, la liberación del tejido conectivo y de las articulaciones del hueso temporal es tan importante como la liberación del esfenoides y el occipucio.

El occipucio

En contraste con el robusto frontal, el occipucio, el hueso de la parte posterior de la cabeza, es tan delgado que se flexiona hacia fuera y hacia dentro con el pulso del ritmo craneosacral. En el interior está marcado por crestas que se entrecruzan y que proporcionan una unión para la hoz cerebral, la hoz del cerebelo y el tentorium del cerebelo. El punto de encuentro de estas particiones interiores de la bóveda está marcado por la protuberancia occipital externa. La cresta externa que cae en un suave arco hacia el proceso mastoideo señala la unión interior del tentorium del cerebelo y proporciona una unión externa para el músculo.

Los músculos del cuello se extienden hacia abajo desde sus líneas de unión a lo largo de la superficie exterior del occipucio. Estos músculos y densas capas de fascia forman una pesada cortina de protección trasera para la vértebra cervical superior y su unión con el occipucio.

El hueso del occipucio se hace más denso y estrecho cuando se curva hacia abajo y hacia dentro para ocupar su posición en la base craneal. A lo largo del foramen magnum, el hueso forma un suave labio sobre el que pasa la membrana dural cuando entra en la columna vertebral.

Las articulaciones atlanto-occipitales se hallan a los lados del foramen magnum. Allí se forman dos superficies suaves y redondeadas: los cóndilos occipitales, apoyados sobre las facetas del atlas que miran hacia arriba, en la esbelta primera vértebra. Los cóndilos están representados en la ilustración de la vista externa de los huesos temporales (ilustración 57b)y la posición del atlas, en la ilustración del esfenoides (ilustración 58b). Estas articulaciones permiten el movimiento de balanceo de la cabeza, como el que hacemos cuando asentimos. La constricción de los músculos que suben desde la espalda y el cuello podría comprimir y limitar el movimiento en esta articulación. Una tensión constante en los músculos que llegan al occipucio puede inducir a una tensión protectora en las suturas ubicadas alrededor del occipucio. Cuando trabajamos hacia arriba desde el torso, ayudamos a la relajación del tejido de la parte superior del cuerpo, los hombros y el cuello. La liberación atlanto-occipital induce a una suavización del denso tejido conectivo y del músculo que hay alrededor de esta articulación. Una menor tensión en el tejido de apoyo permite más libertad y movilidad en la articulación y en el tejido conectivo alrededor del occipucio.

Extendiéndose más allá del foramen magnum, la porción basilar del occipucio se estrecha más y se extiende hacia arriba, estableciendo un fuerte refuerzo angular sobre los cóndilos occipitales. Allí se encuentra con el cuerpo del esfenoides, en la sincondrosis esfenobasilar (ver la ilustración 58a). En esta articulación especial, una delgada almohadilla de cartílago entre los huesos permite una limitada acción de bisagra.

Una fracción estrecha del hueso temporal entra a cada lado de la unión del esfenoides y el occipucio, formando una especie de amortiguador o parachoques entre las amplias porciones de ambos huesos. De este modo, el suelo de la bóveda se ve poderosamente reforzado para soportar el peso de toda la cabeza; al mismo tiempo está compuesto de varios segmentos que le proporcionan tanto flexibilidad como capacidad para amortiguar los impactos y la tensión. Los múltiples segmentos de la base craneal podrían compararse con las tablas interconectadas de una pasarela suspendida por cables. Esta holgada estructura proporciona una base sólida, aunque permite un movimiento flexible entre todas las partes que la integran.

El esfenoides

El esfenoides está enclavado en el centro de la base craneal y comparte una sutura con el resto de los huesos de la bóveda craneal. De este modo, su movimiento refleja la libertad o limitación de cualquier otra parte de la bóveda craneal. El cuerpo del esfenoides forma un puente estrecho y fuerte sobre el suelo de la bóveda craneal. En el interior del denso cuerpo central del esfenoides, la silla turca proporciona un hueco especialmente protegido para la glándula maestra del cuerpo, la pituitaria. Esta porción central se arquea sobre la parte posterior de las fosas nasales, por encima del pasaje abierto de la garganta (ver la ilustración 58b).

A ambos lados, las alas mayores del esfenoides se extienden hacia fuera y hacia arriba, dándole la forma de una mariposa. Estas alas se ubican hacia dentro, desde las sienes. Las palpamos a ambos lados, sobre el arco cigomático, justo detrás del rabillo del ojo. Las alas mayores del esfenoides llegan hasta la convergencia de los frontales, parietales y temporales. La zona inferior de la mariposa, los procesos pterigoideos del esfenoides, baja directamente alrededor del septo nasal. De esta forma, ofrece un anclaje para los músculos de la mandíbula y soporta los huesos palatinos.

Sobre su límite frontal, detrás y por encima de los ojos, el esfenoides forma una extensa articulación con el hueso frontal. Una grieta central interrumpe esta amplia unión, donde el etmoides empuja a través del frontal para anclarse a la hoz cerebral. El etmoides se une con el esfenoides detrás del puente de la nariz. Forma el centro y los pliegues de las fosas nasales, y enlaza con el vómer, que además conecta con el centro inferior del esfenoides. Así, la estructura ósea de la nariz está íntimamente conectada con la bóveda craneal, concretamente

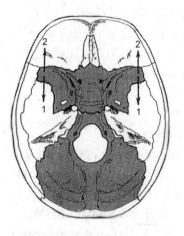

Ilustración 58a. El esfenoides en la base craneal.
El esfenoides está ubicado en el centro de la base craneal, en contacto con el resto de los huesos de la bóveda craneal. En el gráfico de la izquierda, tanto el esfenoides como el occipucio se muestran sombreados. Los movimientos rítmicos de ambos son complementarios. Como se muestra debajo, los cóndilos occipitales se apoyan sobre las facetas del atlas, que actúan como un fulcro. Esto proporciona al occipucio una acción de palanca cuando se mueve sobre el atlas. La delgada almohadilla de cartílago de la articulación situada entre el esfenoides y el occipucio permite un movimiento de bisagra. Cuando los huesos se balancean hacia abajo y lejos del centro de la bóveda, su articulación se ve empujada ligeramente hacia arriba por la base del occipucio. Las flechas curvadas debajo indican este movimiento. Puede palparse en la parte trasera de la cabeza y en las sienes. La liberación de las limitaciones en la duramadre a lo largo de las suturas se realiza, tradicionalmente, a través de un movimiento en dos direcciones. Las flechas numeradas indican la secuencia de este movimiento. Primero, compresión. Seguimos al esfenoides hacia atrás. Esto comprime su sutura con el occipucio y con la porción petrosa del hueso temporal. La dirección del movimiento proporciona además espacio a las suturas esfenoides con los huesos frontales y etmoides.

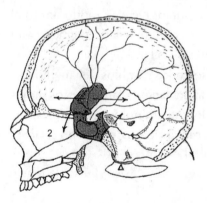

Figura 58b. Una vista lateral.
Segundo, descompresión. Seguimos al esfenoides en su movimiento hacia delante, el cual proporciona espacio a sus suturas con el occipucio y los huesos temporales, y comprime sus suturas con los huesos frontales y etmoides. Estos dos movimientos ejercitan la duramadre a lo largo de todas las suturas del esfenoides. Con la liberación de las limitaciones regresa la flexibilidad y un rango más amplio de movimiento entre los huesos de la base craneal. Esta liberación permite, además, la relajación del envoltorio de la duramadre alrededor de los nervios y vasos sanguíneos que atraviesan las paredes de la bóveda craneal.

con el esfenoides. Esta estructura refleja los movimientos y constricciones de los huesos craneales, y los transmite a los maxilares.

Juntos, el esfenoides y los frontales forman gran parte de la cuenca ocular. Muchas ramificaciones de los nervios del cráneo pasan directamente a través del foramen del esfenoides hasta los músculos y receptores sensoriales de los ojos, la boca, el rostro y los dientes. La constricción de los tejidos ubicados alrededor de los nervios puede provocar dolor o un funcionamiento limitado en cualquier parte de esta zona. La solución es, generalmente, muy sencilla. Los procedimientos del protocolo completo, con la adición de una sencilla atención a los huesos de la boca, llevan la liberación a toda la zona. Por lo general, esto restaura el libre movimiento, así como la circulación de nervios y fluido.

Los movimientos del esfenoides y del occipucio

Los movimientos rítmicos del esfenoides y del occipucio son complementarios. Durante la fase de flexión, o en el movimiento hacia fuera, las porciones más amplias de ambos huesos se mueven hacia abajo, lejos del centro de la bóveda. Sin embargo, el movimiento del occipucio está limitado por su conexión con el atlas, que actúa como un fulcro. Cuando la amplia porción posterior del occipucio se mueve hacia fuera, este se balancea en el atlas, provocando que la estrecha base del occipucio se incline hacia fuera, hacia el centro. La base del occipucio arrastra con ella la base del esfenoides. Cuando el cuerpo y las alas de este último se mueven hacia abajo, su estrecha base se comprime e inclina hacia fuera con el occipucio. De este modo, tanto el esfenoides como el occipucio se mueven con un balanceo gracias a su especial conexión, la sincondrosis esfenobasilar.

William Sutherland, centrándose en los cambios del ángulo entre el esfenoides y el occipucio en su articulación, llamó a estos movimientos flexión y extensión. Siguiendo su terminología, estas palabras han llegado a asociarse con cualquier movimiento del cuerpo relacionado con el ciclo del ritmo craneosacral.

Capítulo 8

Liberación de la base craneal

La base craneal es el suelo de la bóveda craneal. Parte de los huesos frontales, esfenoides, temporales y occipitales forman este suelo. El etmoides hace una pequeña, pero significativa, contribución allí donde alcanza a través de una muesca en la base del hueso frontal. En contraste con la suavidad y relativa sencillez de los huesos y articulaciones de la parte superior y los laterales, la base del cráneo es irregular y compleja. Las suturas se hallan próximas entre sí, y siguen líneas irregulares que les proporcionan una mayor flexibilidad. Muchas aberturas permiten el paso de nervios y fluido. Los huecos proporcionan espacio para la glándula pituitaria y para los órganos de la vista, el olfato y el oído. Las proyecciones y los nudos suministran una base para los huesos de la cara, y permiten la unión de los músculos y ligamentos que llegan hasta la mandíbula, el cuello y los hombros.

El esfenoides es el hueso central de esta estructura. Tiene una importancia especial debido a que está en contacto con el resto de los huesos de la bóveda craneal. Así, la tensión del tejido conectivo entre los huesos y las variaciones en el movimiento de cualquiera de los huesos del cráneo interactúan con el movimiento del esfenoides. Además,

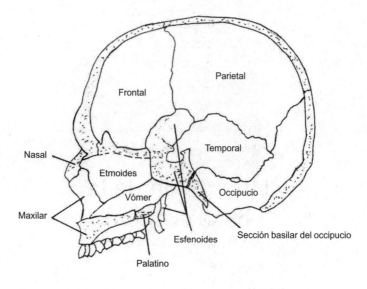

Ilustración 59. Los huesos de la bóveda craneal, el rostro y la boca.
Sección sagital media.

los esfenoides, los frontales y los temporales apoyan a los huesos de la boca y el rostro e interactúan con ellos.

En condiciones normales, los huesos del cráneo, la duramadre y otros tejidos conectivos tienen un movimiento rítmico y armonioso casi continuo. Seguramente, esta es la condición natural de todos los tejidos y órganos del cuerpo. Además del movimiento rítmico de las estructuras, se produce un flujo continuo de comunicación, fluido y energía entre todas las partes de la cabeza y el resto del organismo.

Al igual que hacemos con otras estructuras de la cabeza y del resto del cuerpo, nuestras manos entran en contacto con los huesos de la base craneal. La calidad y dirección de su movimiento nos proporcionan información; recibimos indicios sobre la condición del tejido conectivo que se encuentra alrededor de los huesos craneales, sobre todo de la duramadre, y entre ellos.

Cuando nuestras manos se mueven de un lado a otro en la cabeza, notamos patrones de movimiento en el interior de toda la estructura. Estos patrones podrían indicar zonas de constricción en el tejido conectivo del interior del cráneo. Además, mientras palpamos, podemos percibir una relación entre los patrones de tensión del cuello, los hombros y el torso.

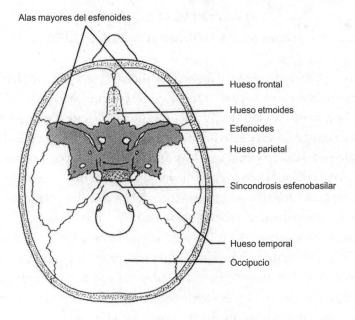

Alas mayores del esfenoides

Hueso frontal

Hueso etmoides

Esfenoides

Hueso parietal

Sincondrosis esfenobasilar

Hueso temporal

Occipucio

Ilustración 60. Una vista de la base craneal.
La bóveda craneal vista desde arriba.

Idealmente, todas estas partes se mueven en armonía; existe un equilibrio de lado a lado. Sin embargo, cuando un tejido u órgano tiene un movimiento restringido, otras partes se adaptan, estableciendo una nueva «armonía» que equilibra y compensa, pero que podría provocar irregularidades en el flujo y las funciones. La primera constricción podría ser una respuesta protectora frente al estrés psicológico o una lesión. O el resultado de una prolongada tensión vital. Finalmente, todas las partes del cuerpo se ven involucradas en la adaptación. Por ejemplo, los desequilibrios en el sacro o la pelvis se reflejan debajo, en las rodillas y los tobillos, y arriba, en los hombros y los huesos craneales. La tensión en los hombros podría extenderse hasta la parte inferior de la espalda y el cuello, la mandíbula y la base craneal.

En el interior de la bóveda craneal, las limitaciones localizadas en el periostio y en la duramadre se manifiestan en forma de tensión en las articulaciones. El movimiento errático entre dos huesos termina por provocar un patrón de tensión y movimiento irregular en todo el cráneo.

Conceptos fundamentales:
DISFUNCIÓN Y DIRECCIÓN DE LA LIBERACIÓN

La manera convencional de estudiar el movimiento irregular entre los huesos de la base craneal es en términos de «disfunción». Cada movimiento se clasifica por su aparente desviación de un ideal o estándar. Existe un proceso de liberación para cada disfunción. Este enfoque está basado en un modelo médico de sanación. Los síntomas señalan el diagnóstico, y cada diagnóstico exige una intervención única.

En la práctica, el movimiento del esfenoides no puede expresarse tan sencillamente mediante estas categorías clásicas. El esfenoides está en contacto con todos los demás huesos de la bóveda craneal. Cada patrón de movimiento que encontramos es el resultado de un complejo conjunto de fuerzas que actúa sobre el esfenoides y sus suturas. De este modo, el movimiento de este refleja el movimiento y la restricción del resto de los huesos circundantes.

A pesar de su excesiva simplicidad, el modelo convencional es útil para el aprendizaje. Este sistema de clasificación alerta al profesional sobre la gran variedad de posibilidades. Al conocer y practicar los ejemplos presentados a continuación, el terapeuta se familiariza con los movimientos y conexiones del interior de la base craneal. De ese modo, desarrolla confianza para poder comprender la información que obtiene a través de sus manos.

Esta clasificación está basada en el trabajo del doctor William Sutherland. Debido a la posición clave del esfenoides, agrupó las irregularidades basándose en el movimiento de este. Además, consideró que el problema radicaba en esa única unión entre el occipucio y el esfenoides, la sincondrosis esfenobasilar. No obstante, posteriores experiencias han demostrado que esto no es totalmente cierto.

Probablemente, la sincondrosis esfenobasilar no tiene estas restricciones, sino que, más bien, se adapta a ellas. En otras palabras, la combinación de restricción y flexibilidad en la interacción de todos los huesos situados alrededor del esfenoides influye en la alineación de este. Esta alineación afecta a su articulación con el occipucio, y deja una impronta especial en su movimiento. Así, reproduce una disfunción concreta. Sin embargo, adoptaré aquí el sistema de denominación de Sutherland, ya que su aportación sobre los matices del movimiento es útil, incluso a pesar de estar basada en una comprensión distinta del origen de esos movimientos.

Además, el modelo de Sutherland nos ofrece una importante conceptualización del proceso de liberación: el movimiento en la dirección de menor resistencia. Lo principal es no luchar contra la aparente limitación ni forzarla, sino trabajar con ella. Esto conduce a una mayor comprensión y apreciación del mecanismo de adaptación del cuerpo. Aprendemos de nuevo a trabajar con las habilidades del organismo, siguiendo lo que este nos marca en lugar de imponer nuestro criterio.

Este capítulo presenta las disfunciones ordenadas según la gravedad de sus síntomas, especificando estos y el procedimiento de liberación para cada disfunción. La disfunción y la liberación final, la compresión-descompresión, te resultarán familiares gracias al curso básico. Aunque pueden llegar a ser muy graves, las compresiones leves son comunes entre los pacientes. Generalmente, van asociadas a la tensión de los músculos de la espada y a una limitación generalizada del ritmo craneosacral. La liberación de compresión-descompresión del esfenoides es, por lo general, efectiva en la liberación del resto de las disfunciones.

LA IMPORTANCIA DE LA BASE CRANEAL

Alrededor de la base craneal hay muchas aberturas (foraminas) a través de la duramadre y el hueso. La mayor de ellas es el foramen magnum. Al permitir el paso de arterias, venas y nervios, las foraminas forman un enlace en las vías de comunicación entre la bóveda craneal y todo lo que está más allá de esta. Cualquier restricción inusual de la duramadre, o cualquier desalineación de los huesos, podría perturbar el flujo normal del fluido o de los impulsos nerviosos a través de estas importantes aberturas. El resultado podría ser un aumento de la presión del fluido, un drenaje inadecuado o interferencias con las funciones nerviosas y del sistema endocrino.

La base craneal no es simplemente el suelo de una cubierta protectora; es más bien una estructura dinámica e interactiva íntimamente

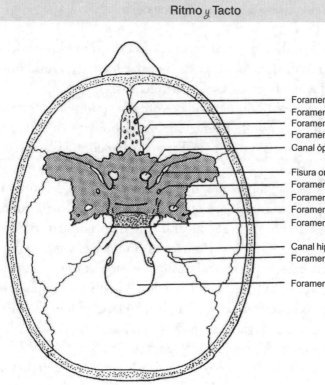

Foramen cecum
Foramen etmoidal posterior
Foramen de la placa cribiforme
Foramen etmoidal posterior
Canal óptico

Fisura orbitaria superior
Foramen rotundo
Foramen oval
Foramen espinoso
Foramen lacerum

Canal hipogloso
Foramen yugular

Foramen magnum

Ilustración 61. Algunas foraminas de la base craneal.
Estos pasajes garantizan la comunicación y el flujo entre la bóveda craneal y el cuerpo.

conectada a los huesos, músculos, nervios y tejido conectivo del rostro, el cuello y los hombros. El cerebro y el resto del cuerpo están comunicados por medio de vasos sanguíneos y nervios que atraviesan la base craneal.

EL MOVIMIENTO RÍTMICO: FLEXIÓN Y EXTENSIÓN

Debido a que la primera vértebra del cuello sostiene al occipucio, y la base del occipucio soporta, a su vez, la base del esfenoides, estos dos huesos craneales se mueven juntos con un movimiento de balanceo. Sin embargo, el terapeuta siente este movimiento de un modo más sencillo. En el esfenoides, el occipucio y el resto de los huesos de la bóveda craneal, las direcciones principales del movimiento son *hacia fuera* y *hacia dentro*. Estas direcciones se sienten a través del cráneo y

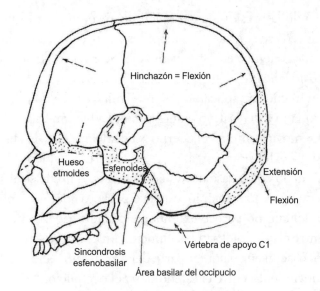

Ilustración 62. Movimientos de flexión y extensión.
Al flexionarse alrededor de la plataforma relativamente estable que proporciona la columna cervical, los huesos craneales presionan hacia fuera en todas direcciones con una presión cada vez mayor debido a la producción del fluido cerebroespinal. La dirección del hueso occipital es hacia atrás y hacia abajo, mientras que la del esfenoides se dirige, principalmente, hacia abajo. Estos huesos se inclinan alejándose del centro de la bóveda craneal en su unión común, la sincondrosis esfenobasilar. Durante la extensión, con la absorción del fluido cerebroespinal, el movimiento es a la inversa. Las flechas dobles en el esfenoides y el occipucio indican este movimiento cíclico.

a lo largo de la columna hasta el sacro. Los hombros y las piernas parecen moverse, además, en resonancia con el impulso craneal.

Los terapeutas han intentado explicar el movimiento de los huesos del cráneo y de la columna de este modo: cuando el fluido cerebroespinal se produce, la presión en el cráneo aumenta, lo cual empuja la estructura envolvente hacia fuera en todas direcciones. Las suturas craneales se expanden ligeramente. Llegado cierto punto, los ventrículos reciben una señal y la producción de fluido se reduce.

Cuando el fluido cerebroespinal es absorbido por el villi aracnoides y todo el sistema, la presión en el interior del cráneo decrece. La bóveda se contrae, mientras las suturas se cierran ligeramente.

Hace un siglo, William Sutherland nombró a estos movimientos por su aparente acción en la sincondrosis esfenobasilar. Debido a que el empuje expansivo hacia fuera se asocia con una inclinación de la articulación esfenobasilar, esta fase del ritmo es conocida como *flexión*.

Cuando la presión en el cráneo decrece durante la absorción y toda la bóveda se contrae, el esfenoides y el occipital se inclinan hacia arriba y hacia dentro en este mismo eje. Sutherland llamó a este movimiento *extensión*.

Con frecuencia aplicamos estos términos a cualquier movimiento relacionado con el ritmo craneosacral. La flexión hace referencia a cualquier movimiento en el cuerpo asociado a la fase de «hinchazón» del ciclo. La extensión, por su parte, se refiere a cualquier movimiento relacionado con la fase de «vacío», cuando el fluido se absorbe y la presión decrece. Al principio, este uso provoca confusión puesto que el resto del cuerpo parece extenderse cuando hay una flexión en la unión entre los esfenoides y el occipucio. Sin embargo, las fases del ritmo craneosacral en cualquier parte del organismo reciben su nombre por el movimiento entre el esfenoides y el occipucio.

Para expresarlo de otro modo, durante la flexión, o la hinchazón, el esfenoides presiona hacia abajo. Podemos palpar este movimiento en las sienes, que cubren las alas mayores del esfenoides. El occipucio se mueve hacia fuera y hacia abajo, haciendo palanca sobre la columna cervical. Estos huesos están unidos por un eje de cartílago, la sincondrosis esfenobasilar.

Durante la extensión, o absorción, el esfenoides se mueve hacia arriba, y el occipucio lo hace hacia dentro y hacia arriba.

LIBERACIÓN EN LA DIRECCIÓN DE MENOR RESISTENCIA: EL MÉTODO INDIRECTO

Explicado de un modo más sencillo, el movimiento fisiológico con frecuencia parece ser más fácil en una dirección, y más restringido en otra. Empujar contra la restricción es trabajar *directamente*. Por ejemplo, estirar un músculo tenso empuja directamente contra la contracción. Con frecuencia, si la restricción es crónica o dolorosa, esta acción estimula la resistencia del tejido afectado y podría causar una incomodidad mayor.

Moverse en la dirección que resulta más fácil y cómoda es trabajar *indirectamente*. Seguimos con suavidad la inclinación registrada en el tejido, y esto parece ofrecer apoyo y alivio a las estructuras fisiológicas que han quedado atrapadas en un esfuerzo infructuoso. La zona puede entonces relajar su tensión y buscar un nuevo equilibrio. Muchas formas de terapia han descubierto que, al moverse en la dirección de menor resistencia, ayudan a la liberación de restricciones, restaurando el equilibrio y la simetría.

DISFUNCIONES COMPENSATORIAS DE LA BASE CRANEAL

Las cuatro primeras disfunciones (flexión, extensión, torsión e inclinación lateral) normalmente están asociadas a la constricción y desalineación del cuerpo, y a veces, incluso, estas son sus causas. El organismo compensa esto desarrollando un nuevo modo de moverse con la limitación. El músculo y las fascias se reorganizan para producir una nueva alineación que, finalmente, se extiende por el cuerpo. Esta alineación compensatoria pasa al músculo y las fascias a través del cuello, comunicando el desequilibrio a la base craneal.

Cuando descubrimos una de estas disfunciones de la base craneal, queda subrayada la importancia de liberar las restricciones de todo el cuerpo.

Disfunción de flexión

Cuando palpamos el esfenoides en sus alas mayores, parece moverse más, o con mayor fuerza, hacia abajo, durante la fase de hinchazón o expansión del ritmo craneosacral.

Disfunción de extensión

Cuando palpamos el esfenoides en sus alas mayores, parece moverse más, o con mayor fuerza, hacia arriba, durante la fase de absorción o contracción del ritmo craneosacral.

Síntomas

Tanto la disfunción de flexión como la de extensión están a veces asociadas con dolores de cabeza recurrentes, problemas en los senos

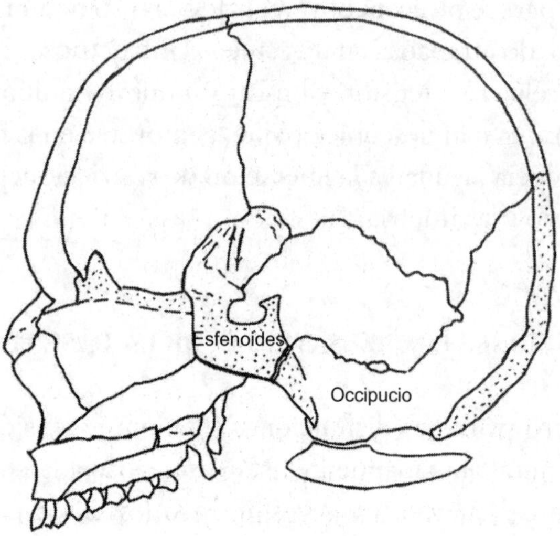

Ilustración 63. Disfunción de flexión o extensión.
Las alas mayores del esfenoides se mueven más enteramente en la flexión (hacia abajo) o extensión (hacia arriba) en cada ciclo del ritmo craneosacral.

paranasales y dolor en la parte baja de la espalda. La gravedad de los síntomas puede ir de leve a moderada.

Autopalpación

Puedes palpar el ritmo craneosacral en ti mismo llevando las manos a ambos lados de la cabeza. Coloca las yemas de los meñiques sobre las sienes, y toca las alas mayores del esfenoides. Lleva las yemas de los pulgares detrás de la cabeza para que se apoyen sobre el occipucio, donde se unen los músculos del cuello. Si esta posición te resulta demasiado incómoda, podrías aproximarte a él tocando con los pulgares el proceso mastoideo, justo detrás de las orejas. Relájate. En lugar de concentrarte en las manos, lleva la atención hacia tu interior. Cuando abandones tus expectativas y te relajes, sintonizarás con el sutil movimiento de los huesos. Fíjate en si las alas mayores se mueven hacia abajo con el movimiento hacia abajo y hacia fuera del occipucio (y con la rotación hacia abajo del proceso mastoideo). Las alas mayores se mueven hacia arriba mientras el occipucio se mueve hacia arriba y hacia dentro (y el proceso mastoideo rota hacia arriba).

Con frecuencia, los movimientos que percibimos mediante el tacto difieren del ideal teórico. Esto es normal. Las constricciones menores del tejido conectivo en el torso, los hombros, el cuello o la cabeza dan un aspecto único al movimiento rítmico característico de cada uno de nosotros. En esta autopalpación, fíjate en si el movimiento en una dirección parece más completo, largo o fluido que en la otra. Si es así, esa es la dirección de la «disfunción».

Palpación en el paciente y evaluación

Para palpar ese ritmo en tu paciente, pídele que se tumbe boca arriba en una camilla. Siéntate a la cabecera, apoyando los antebrazos y los codos sobre ella. Es útil usar una silla que sea lo suficientemente baja como para no tener que inclinarse sobre la cara del paciente mientras se trabaja. Lleva las manos a ambos lados de su cabeza, de modo que los pulgares toquen cómodamente las sienes, justo detrás del rabillo de los ojos. Desliza los meñiques ligeramente bajo la base del cráneo. Si no puedes extender los meñiques por debajo de la parte posterior de la cabeza, apóyalos tan lejos como puedas. Bajo las

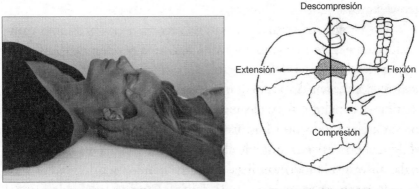

Ilustración 64a. Posición de las manos en el esfenoides.

Ilustración 64b. Movimiento del esfenoides.

La posición de las manos para la evaluación y liberación de las disfunciones de la base craneal es la misma que usamos para la descompresión del esfenoides. Las manos se llevan a ambos lados de la cabeza, de modo que las almohadillas de los pulgares puedan contactar cómodamente con las alas mayores del esfenoides. El tejido suave comúnmente conocido como sienes cubre las alas. La posición es justo detrás del rabillo del ojo y sobre el arco cigomático. Las palmas y los dedos sostienen ligeramente la cabeza, con los meñiques en el occipucio, siempre que lleguen allí con comodidad. El diagrama muestra los movimientos de flexión y extensión en contraste con la dirección de la liberación de compresión-descompresión.

almohadillas de los pulgares, cubiertas por músculo, se hallan las amplias extensiones conocidas como alas mayores del esfenoides.

Presta atención al movimiento del esfenoides y el occipucio. Por lo general, podrás sentir cómo se mueven hacia abajo (flexión) o hacia arriba (extensión) juntos. Imagina que están colgados de su articulación y que se curvan alrededor del fulcro estabilizador del atlas, la primera vértebra cervical.

Fíjate en las variaciones del ciclo del ritmo craneosacral, especialmente en el esfenoides. ¿Alguna dirección parece más fuerte o más larga que la otra? ¿El movimiento es suave? Si hay alguna diferencia, ¿es en la dirección de la flexión, o en la de la extensión?

La zona neutral

A veces, los terapeutas conceptualizan una «zona neutral» en el ritmo craneosacral. Imagina que el ritmo está dividido en segmentos. Cada segmento es un ciclo, y cada ciclo incluye una flexión y una extensión. El punto neutral es el punto de presunto equilibrio entre el movimiento de flexión y el de extensión. En otras palabras, el punto neutral es el instante entre nuestra percepción del movimiento hacia fuera y el movimiento hacia dentro, y entre el movimiento hacia dentro y el movimiento hacia fuera.

El término «neutral» se basa en la teoría de las presiones cambiantes en el interior de la bóveda. Cuando la presión del fluido aumenta, los huesos craneales se ven presionados hacia fuera desde el centro. La duramadre se extiende a medida que el espacio entre las suturas se expande, hasta alcanzar un punto en el que se da una señal para detener la producción. Con la detención de la producción de fluido, el proceso continuo de absorción gana ventaja. El sistema vascular absorbe el fluido, la presión interna comienza a descender y los huesos craneales se mueven hacia dentro. Cuando la bóveda craneal se contrae, la duramadre y el tejido de las suturas pasan de nuevo a un estado de mayor relajación y armonía. A medida que la presión interna del fluido continúa decreciendo, los huesos craneales se acercan a sus suturas, hasta que llegan al punto de mayor contacto y presión con ellas. De nuevo, se da una señal fisiológica, la producción de fluido se reanuda y la presión interna del fluido provoca una renovada expansión de la bóveda craneal.

Este concepto de zona neutral, una situación de relativa relajación en el punto final de los procesos de expansión o contracción, podría ser útil para describir la relativa calidad del movimiento en cada fase del ciclo rítmico. Por ejemplo, podría ayudarnos a decidir si el ritmo craneosacral del paciente manifiesta una disfunción de flexión o de extensión.

Proceso de liberación

Tratamos las disfunciones de flexión o extensión siguiendo al esfenoides en su rango completo de movimiento, acentuando ligeramente la dirección disfuncional. Continúa hasta que experimentes señales de liberación terapéutica, concretamente una sensación de relajación o ampliación del ritmo craneosacral.

Disfunción de torsión

La torsión es una inclinación del esfenoides. Si miras directamente al rostro del paciente, el esfenoides, con sus alas mayores, tiende a inclinarse en el sentido de las agujas del reloj o al revés. Por supuesto, el grado de inclinación o torsión es muy pequeño, pero está acompañado de perturbaciones de presión y movimiento a lo largo de las suturas del esfenoides con el resto de los huesos craneales.

Síntomas

El grado de torsión varía, al igual que la gravedad de los síntomas. El paciente podría sufrir alergias, dolores de cabeza o dolor de espalda y cuello. Se han observado también problemas de coordinación en los ojos. El sacro podría inclinarse en la misma dirección que el esfenoides.

Autopalpación

Podrás comprender mejor la torsión si la palpas en ti mismo. Lleva las manos a ambos lados del rostro y coloca los dedos corazón o anular sobre las alas mayores del esfenoides en las sienes. Sosteniendo ligeramente el rostro con las palmas de las manos, examina el ritmo

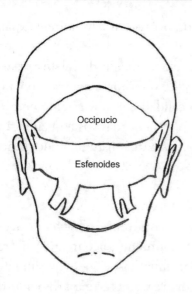

Occipucio

Esfenoides

Ilustración 65. Torsión.
Cuando se palpan las alas mayores del esfenoides, este tiende a inclinarse en el sentido de las manecillas del reloj, o al contrario, en relación con el resto de los huesos craneales. La torsión recibe su nombre del lado en que el ala mayor es superior. Aquí se muestra una disfunción de torsión derecha.

craneosacral en las sienes. A continuación, ejerce una ligera presión en el sentido de las agujas del reloj o al contrario, empujando una de las alas mayores hacia arriba y la otra hacia abajo. Nota el grado de respuesta del esfenoides a este movimiento inusual. Después, ejerce una ligera presión en la dirección opuesta a ambos lados del esfenoides, en las sienes, hacia abajo y hacia fuera. Da un tiempo para que los huesos respondan a cada movimiento. Después, observa el ritmo mientras el movimiento del esfenoides vuelve a la normalidad.

Evaluación del paciente

Sentado, coloca las manos como describí previamente, con los pulgares en las sienes y los meñiques cerca del occipucio. Estabiliza este último mediante un constante y ligero contacto con los meñiques. Después, presiona ligeramente las alas mayores hacia abajo (hacia los pies) con un pulgar, mientras con el otro presionas hacia arriba (hacia la parte superior de la cabeza).

Prueba en cada una de las direcciones. Da un tiempo para que los huesos respondan a cada movimiento. Si el movimiento es el mismo, y se inclina en el mismo grado en cada dirección, la torsión no será un problema para este paciente. Si el movimiento es mayor en una determinada dirección, eso significa que existe una disfunción de torsión.

La disfunción recibe el nombre del lado en que el ala mayor tiende a moverse más hacia arriba. Por ejemplo, en una disfunción de torsión derecha el esfenoides permite un mayor rango de movimiento hacia arriba en el lado derecho, y menor en el izquierdo.

Procedimiento de liberación

Con las manos en la misma posición que antes, mueve suavemente el esfenoides en la dirección de menor resistencia (hacia la disfunción), hasta que tenga lugar una liberación. Prueba si hay mayor recorrido en la dirección opuesta después de la liberación, y si se da una mayor libertad en el ciclo normal del ritmo craneosacral.

Disfunción de inclinación lateral

La inclinación lateral es una condición en la que el esfenoides y el occipucio tienden a girar hacia la derecha o hacia la izquierda, el uno hacia el otro, inclinándose de lado en la almohadilla del cartílago.

Síntomas

Los síntomas observados son similares a los que encontramos en la torsión.

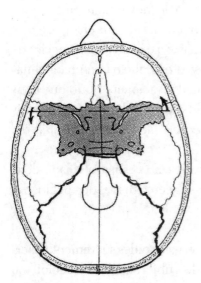

Ilustración 66. Inclinación lateral.
Las alas mayores del esfenoides giran de nuevo hacia el occipucio situado a un lado de la cabeza, lejos del occipucio del otro lado. La disfunción recibe su nombre por la convexidad asociada con el movimiento anterior del ala mayor. Aquí se muestra la inclinación lateral con una convexidad derecha.

Autopalpación

Puedes notar este movimiento en ti mismo. Coloca las manos a ambos lados de la cabeza, con los meñiques sobre las alas mayores, en las sienes, y los pulgares alrededor del occipucio, detrás de la cabeza. Nota el ritmo craneosacral mientras los pulgares y los meñiques se mueven hacia arriba o hacia abajo juntos.

A continuación, aplica una ligera presión posterior con el meñique a ambos lados, llevándolo hacia el pulgar en el occipucio. ¿Sientes una respuesta en el ala mayor del esfenoides? Repítelo en el otro lado. Después permite que el ritmo vuelva a la normalidad. Este movimiento del ala mayor hacia el occipucio en el mismo lado es una inclinación lateral. Recibe el nombre del lado en que el ala mayor se mueve hacia delante.

Evaluación del paciente

Sentado con tu paciente como antes, examina el ritmo craneosacral en el esfenoides y el occipucio con los pulgares y los meñiques de ambas manos. Mientras estabilizas el occipucio con los meñiques, aplica una ligera presión lateral, llevando el ala mayor del esfenoides hacia el occipucio en uno de los lados. Nota la aparente relajación y el grado de movimiento. Libera la presión, espera un momento a que el sistema craneosacral se reequilibre y aplica una presión similar en el otro lado. Nota la aparente relajación y el grado de movimiento en esa zona.

Si el movimiento aparente es mayor en un lado que en otro, existe una disfunción de inclinación lateral en la base craneal de tu paciente.

Mientras sostienes el esfenoides y el occipucio con una inclinación lateral, tal vez notes una concavidad o vacío en el lado que estás presionando, así como una convexidad o plenitud en el otro. Técnicamente, esta disfunción recibe el nombre de *inclinación lateral, con convexidad derecha (o izquierda)*.

Sin embargo, la *dirección de menor resistencia* es hacia el lado de la concavidad, aquel en que el ala mayor se acerca más al occipucio.

Procedimiento de liberación

Esta disfunción se libera al mover el esfenoides suavemente hacia el lado de la disfunción lateral que has descubierto en la evaluación y al sostenerlo ligeramente hasta que notes alguna señal de liberación, sobre todo una sensación de amplitud, de relajación. Entonces, prueba de nuevo las dos direcciones de la inclinación lateral para confirmar que la disfunción está liberada y que la distancia en cada dirección es equivalente.

DISFUNCIONES INTRACRANEALES:
TENSIÓN Y COMPRESIÓN

Las disfunciones previas eran ajustes del desequilibrio muscular y postural que se extendía hacia arriba desde el tronco. Por lo general, se considera que las siguientes tres disfunciones (tensión lateral, tensión vertical y compresión) son el resultado de una lesión en la cabeza. En este caso, los síntomas pueden ser graves. A veces, no hay ningún recuerdo de lesión; sin embargo, las restricciones del cráneo reproducen estas disfunciones. En esos casos, los síntomas no son tan graves. Como veremos, la compresión entre el esfenoides y la porción basilar del occipucio con frecuencia va asociada a otras compresiones a lo largo de la columna vertebral.

Disfunción de tensión lateral

Al inclinarse lateralmente, un lado tiende a girar hacia atrás y el otro hacia delante, sobre el eje de la sincondrosis esfenobasilar. En la tensión lateral, todo el esfenoides parece moverse a un lado. Esto hace que la sincondrosis esfenobasilar se tense. Un golpe en un lado de la cabeza podría haber provocado este cambio lateral.

Síntomas

Se han observado graves tensiones laterales acompañadas de dolores de cabeza crónicos y perturbaciones de la personalidad. Pueden darse problemas de aprendizaje y estrabismo en los niños, así como parálisis cerebral espástica. El esfenoides podría sobresalir en la sien.

No asumas que estos graves síntomas vayan a tener lugar siempre. Con frecuencia, podemos percibir una aparente tensión lateral sin que se presente ninguno de ellos.

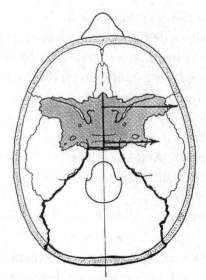

Ilustración 67. Tensión lateral. Todo el esfenoides parece moverse hacia los lados, tensando el cartílago en la articulación esfenobasilar. Aquí, las flechas indican la dirección del desplazamiento en una tensión lateral derecha.

Autopalpación

Para acostumbrarte a este movimiento en ti mismo, coloca las manos a ambos lados del rostro, con el dedo corazón o anular sobre las alas mayores del esfenoides. Date un tiempo para sentir que estás en contacto con este hueso. Después, presiona hacia dentro en un lado, en dirección al ala opuesta. En el otro lado, lleva el ala mayor hacia delante (anteriormente). Esto provoca que el cuerpo del esfenoides se desplace hacia los lados e introduce una tensión lateral en la sincondrosis esfenobasilar.

Nota el grado de desplazamiento o siéntelo. A continuación, vuelve al centro y mueve el esfenoides en la otra dirección. Nota el grado de desplazamiento. Usa una presión muy ligera y regresa al centro si el movimiento se hace incómodo. Cuando termines, observa tu ritmo craneosacral en el momento en que se reanude. Si el esfenoides se mueve con mayor facilidad hacia uno de los lados, esto indicaría una tensión lateral en esa dirección.

Evaluación del paciente

Para evaluar la tensión lateral en un paciente, mantén la posición empleada para las disfunciones previas, con los pulgares en las alas mayores del esfenoides y los meñiques estabilizando el occipucio. Después de establecer contacto y observar el ritmo, mueve el esfenoides de manera lateral. Presiona muy ligeramente hacia dentro en el ala mayor con un pulgar, mientras sostienes el ala opuesta y la llevas hacia delante. Este contacto y apoyo con el otro pulgar es necesario para mover el cuerpo del esfenoides hacia un lado y prevenir que gire hacia atrás como en una inclinación lateral.

Nota el grado de desplazamiento. Después, repite el proceso, desplazando el esfenoides lateralmente desde el lado opuesto.

Si el esfenoides se desplaza más hacia un lado que hacia el otro, habrá una disfunción de la tensión lateral, que recibe el nombre de la dirección de menor resistencia del desplazamiento.

Procedimiento de liberación

Desplaza el esfenoides lateralmente en la dirección de menor resistencia, como hiciste con anterioridad para evaluar la disfunción. Si el esfenoides se mueve más fácilmente o con mayor amplitud cuando presionas de la izquierda a la derecha, habrás descubierto una tensión lateral derecha. Libéralo desplazando de nuevo el esfenoides de izquierda a derecha, y sostenlo hasta que notes una sensación de ampliación y relajación. Prueba en la otra dirección. Permanece presente y observa el esfenoides mientras el ritmo craneosacral se reanuda.

Disfunción de tensión vertical

En la tensión vertical, el cuerpo del esfenoides se desplaza hacia arriba (tensión vertical superior) o hacia abajo (tensión vertical inferior) en la sincondrosis esfenobasilar.

La tensión superior vertical está asociada con una inclinación hacia delante y hacia abajo de las alas mayores del esfenoides. Con la tensión vertical inferior, estas tienden a inclinarse hacia arriba.

Síntomas

La tensión vertical se origina cuando una lesión en la cabeza afecta a las membranas y suturas intracraneales. La lesión podría haber tenido lugar durante el nacimiento o en una etapa posterior de la vida. Podría tratarse de un golpe en la parte delantera o trasera de la cabeza. Independientemente de las limitaciones del cuerpo, se produce una

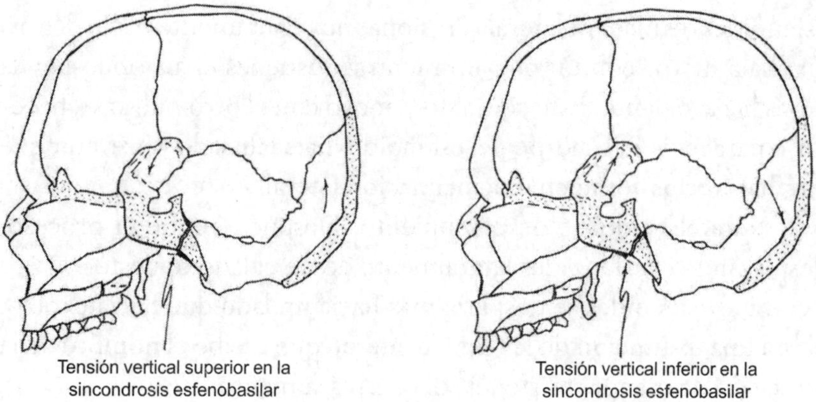

Tensión vertical superior en la
sincondrosis esfenobasilar

Ilustración 68a.
Tensión vertical superior.

Tensión vertical inferior en la
sincondrosis esfenobasilar

Ilustración 68b.
Tensión vertical inferior.

El cuerpo del esfenoides es ligeramente superior o inferior en su articulación con la porción basilar del occipucio. Las flechas en el esfenoides y el occipucio indican la dirección de liberación en cada caso.

grave tensión vertical. Con el tiempo, los desplazamientos crónicos en el cráneo pueden reflejarse en la musculatura y la postura corporal.

La tensión vertical es una grave condición que puede originar dolores de cabeza graves y crónicos. Podrían presentarse también patrones inusuales de dolor de cabeza y rostro.

Debido a los desplazamientos en el interior de la bóveda craneal, la inclinación de la frente podría verse afectada. Una tensión vertical superior provoca que la frente se hinche, mientras que una tensión vertical inferior puede causar que se hunda desde las cejas hasta la parte superior.

No se recomienda la palpación de la tensión vertical en uno mismo.

Evaluación

La posición del terapeuta y el paciente es la misma que se describió para todas las disfunciones de la base craneal previas. El terapeuta estabiliza el occipucio y evalúa el movimiento del esfenoides, como en la disfunción de flexión/extensión. Sin embargo, al comprobar la tensión vertical, añade cierta presión en los extremos, llevando las alas mayores más completamente a la flexión y la extensión.

Si, junto con otros síntomas, el esfenoides baja más hacia la flexión, debemos suponer que existe una tensión vertical superior en la articulación esfenobasilar.

Procedimiento de liberación

Este procedimiento es similar al que describí para las disfunciones de flexión y extensión. Mueve el esfenoides en la dirección de menor resistencia y mantente allí suavemente hasta que sientas una liberación y una relajación. Sigue cualquier pequeño movimiento hasta que sientas una liberación completa.

Si no se produce una liberación, también se puede hacer uso del occipucio. Para la tensión vertical superior, mientras mueves las alas mayores hacia abajo en posición de flexión, lleva el occipucio hacia arriba, en posición de extensión. Para la tensión vertical inferior, mientras llevas las alas mayores hacia arriba, en situación de extensión, mueve el occipucio hacia abajo, en posición de flexión. Como siempre, emplea una ligera presión y un tacto suave, y sé paciente en tu intento de liberar esta dolorosa disfunción.

Disfunción de compresión

La disfunción de compresión es una condición en la que las limitaciones intracraneales provocan la compresión del esfenoides contra la porción basilar del occipucio, comprimiendo su articulación común. Son muchos los que tienden a padecer esta disfunción en su modalidad menos grave. Con frecuencia se asocia con la compresión de la articulación atlanto-occipital y del punto donde la columna se une con el sacro, L5/S1. Existe una falta de flexibilidad y de capacidad de respuesta en toda la duramadre que provoca una sensación de compresión a lo largo de la columna y el cráneo.

Síntomas

Estas comprensiones limitan la flexibilidad global. Cuando se presentan de forma leve, el paciente parece sentir opresión e insatisfacción sobre las elecciones que ha efectuado en su vida; a menudo invierte mucha energía en reflexionar sobre los problemas de su vida, sin llegar a ninguna resolución o cambio aparente. En su forma más grave, estas compresiones se asocian con la depresión grave.

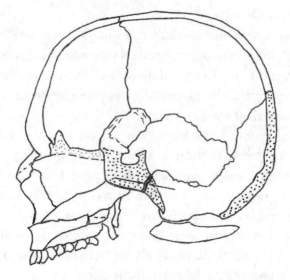

Ilustración 69. Compresión de la sincondrosis esfenobasilar.

Evaluación y liberación

Evaluamos el grado de compresión a través de la observación durante el procedimiento de liberación. Se trata de la liberación de la compresión-descompresión del esfenoides que es enseñada en el curso básico de terapia craneosacral.

Los ejercicios precedentes te han sensibilizado, como terapeuta, sobre las distintas disfunciones posibles en la base craneal. Con esos recursos, la liberación de la compresión-descompresión adquirirá nuevas dimensiones. Cuando el esfenoides, por medio de sus alas mayores, se comprime contra la base del occipucio, podemos sentir que se mueve como en la torsión, la inclinación lateral o la tensión. Tanto la compresión como la descompresión podrían servir para revelar estas tendencias disfuncionales. En cada caso, el terapeuta sigue la dirección de menor resistencia, mientras mantiene la presión de la compresión o descompresión. Consecuentemente, la liberación de compresión-descompresión del esfenoides sirve también para liberar la mayor parte de los componentes de las demás disfunciones de la base craneal.

Para liberar la compresión, mantén la posición anterior, con el paciente tumbado boca arriba en la camilla. Siéntate a la cabecera de la camilla, con los antebrazos apoyados sobre esta y las manos a ambos lados de la cabeza del paciente. Los pulgares contactan con las alas mayores del esfenoides en las sienes, y los meñiques hacen contacto con el occipucio.

Bajo la piel y el tejido muscular de ambos lados, toca la estructura ósea del ala mayor del esfenoides. Si te mantienes centrado y tranquilo, percibirás los componentes del ritmo craneosacral. Silenciosamente, muévete hacia atrás, hacia el occipucio y las proyecciones del hueso temporal, hasta la base craneal. Tradicionalmente, esto se considera compresión en la sincondrosis esfenobasilar. La presión no es necesaria. En lugar de eso, mantente alerta y presente. Da espacio y libertad, y sigue el movimiento en una dirección posterior. Es muy probable que no percibas ningún movimiento simétrico, sino torsión o inclinación lateral.

Podrías sentir más de un indicio de liberación cuando el esfenoides se mueva, y después notar que se detiene y se mueve de nuevo. Todas las suturas a lo largo del esfenoides están actuando, y podríamos dirigirnos a muchas zonas de constricción durante las dos fases de esta liberación. Cuando el esfenoides parezca descansar tranquilamente, o haber encontrado una «base» para su movimiento posterior, estarás preparado para comenzar la segunda fase. Podrás percibir una sensación de amplitud en el occipucio.

Con la misma posición de los dedos y el mismo espacio interno, muévete suavemente hacia delante, hacia las conexiones del esfenoides con el hueso frontal y la cara. Tradicionalmente esto se conoce como fase de descompresión respecto a la sincondrosis esfenobasilar. Cuando el esfenoides se mueva hacia delante, acepta todas las variaciones del movimiento simétrico. Mantén el contacto y la intención a través de los breves periodos de aparente falta de movimiento. Sé sensible a las sensaciones de liberación energética o a la fluctuación de energía de lado a lado que te indica que la duramadre está relajándose activamente, incluso aunque no sientas ningún indicio de movimiento en el esfenoides.

La liberación estará completa cuando percibas relajación y ensanchamiento, y el ritmo craneosacral regrese a un modo más constante y completo.

FINALIZACIÓN Y SEGUIMIENTO

La práctica de estos procedimientos de evaluación y liberación te concienciará sobre la amplia variedad de movimientos disfuncionales que las constricciones de la bóveda craneal imponen en el esfenoides. Cuando adquieras la sensibilidad adecuada, serás capaz de evaluar y propiciar la liberación de la mayor parte de las limitaciones de compresión-descompresión del esfenoides.

Si tienes un paciente con un grave dolor crónico de cabeza, deberás estar atento para evaluar cuidadosamente la tensión o compresión, y hacer un seguimiento durante las sesiones posteriores.

Podrías necesitar más de una sesión para obtener una liberación completa de una grave disfunción que se ha mantenido durante largo tiempo. El sistema al completo necesitará tiempo para adaptarse, incluso a un cambio constructivo. Por ello, es más beneficioso propiciar el comienzo del cambio que frustrarse intentando forzar una corrección completa en una única sesión.

Los huesos temporales

La libertad de movimiento y la sincronización del ritmo de los huesos temporales es un importante componente del correcto funcionamiento craneal. La técnica del tirón de orejas ayuda a liberar las restricciones en las suturas y en la duramadre, mientras que la del mastoideo y la de los tres dedos son útiles para restaurar la sincronización y un rango completo del ritmo craneosacral.

Cuando estas técnicas nos parezcan inadecuadas, observaremos más atentamente el occipucio y las características de los músculos y del tejido conectivo que sube a través del cuello. Con frecuencia, cierta tensión en el tejido conectivo alrededor de la base craneal no es más que una reacción a una tensión crónica del músculo y del ligamento que suben desde los hombros y el pecho.

El occipucio

El método de inducir al occipucio a un punto de parada (Sutherland lo llamó la técnica CV-4) sirve también para la liberación del occipucio en sus suturas con los huesos parietales y temporales. Esto puede ser útil al principio del tratamiento, cuando toda la base craneal está muy tensa.

La pelvis

Después de completar estas liberaciones en las membranas y suturas de la bóveda craneal, es útil regresar a la zona pélvica. Evalúa el sacro buscando equilibrio y libertad de movimiento al final de la sesión, o en otra sesión un par de días después.

Capítulo 9

Liberación de los huesos de la boca y el rostro

Al comenzar el estudio de la terapia craneosacral, nos desplazamos desde el tronco y la columna vertebral hasta la bóveda craneal, centrándonos en este sistema cercado de hueso, membrana, fluido y tejido nervioso. Ahora, expandiremos nuestra atención fuera de la bóveda craneal para evaluar el funcionamiento de todo el cráneo, incluyendo la boca y el rostro.

La cubierta protectora del cráneo no es un contenedor duro y rígido, como una cáscara de nuez, sino una estructura flexible compuesta de segmentos entretejidos y capas. Los huesos del rostro se extienden hacia fuera y hacia abajo desde la bóveda en una variedad de formas adaptada a las distintas funciones vitales. La fortaleza y la flexibilidad de la bóveda craneal se prolongan hasta el rostro y el aparato de masticación.

Los huesos que componen la bóveda craneal y el rostro no están aislados, sino íntimamente relacionados. Existe un equilibrio de función e interconexión, de integración, muy superior a casi cualquier cosa que los humanos hayan desarrollado o imaginado. En el interior del cuerpo, la flexibilidad y la interconexión de sus estructuras y

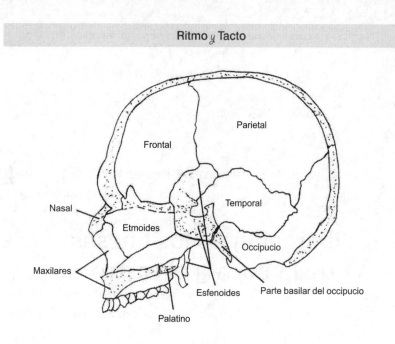

Ilustración 70. Los huesos de la bóveda craneal, el rostro y la boca.

funciones le confieren su eficacia, capacidad de respuesta y habilidad para recuperarse de una lesión.

La cabeza lleva a cabo complejas funciones, como la percepción inconsciente y no verbal, la evaluación y la respuesta, la percepción consciente, el pensamiento y la comunicación, así como funciones vitales básicas como la succión, la masticación, la acción de tragar y de escupir y la respiración. Las actividades de la cabeza tienen importancia solo en conexión con la información, los fluidos y el funcionamiento multifacético del cuerpo entero. Aunque la bóveda craneal nos fascina debido a su estructura especial, y a que protege el cerebro, resulta erróneo ordenar las partes o las funciones del organismo como superiores, inferiores, nobles o básicas. La succión tiene lugar cerca del órgano del pensamiento abstracto; una nariz que gotea influye en la agudeza visual. La conciencia expresada a través de los sentidos del olfato, gusto y tacto proporciona una calidad a nuestra vida que está a la altura de los pensamientos más profundos o la visión artística.

LA BOCA, EL ROSTRO Y LA MANDÍBULA

En este capítulo se considerarán los siguientes componentes del cráneo:

- Los maxilares, los dos huesos que forman la mayor parte de la mandíbula superior y que proporcionan además una estructura para el rostro.
- El vómer, una delgada placa que separa las fosas nasales, y que establece un puente interior entre el esfenoides y el paladar.
- Los palatinos, dos delicados huesos encerrados entre el esfenoides y los maxilares que también forman parte del paladar.
- Los cigomas, los huesos de las mejillas situados bajo el rabillo externo de los ojos.
- Los dientes.
- Los huesos nasales, que forman el puente de la nariz.
- El hueso etmoides, una parte de la bóveda craneal entre los ojos y bajo el hueso frontal.

Los terapeutas craneosacrales, con frecuencia, llaman a esta zona del cráneo el *paladar*, debido a la atención que se da a los maxilares y a los palatinos. Juntos, estos huesos forman el cielo de la boca, el paladar.

La mayor parte de estos huesos se unen directamente a los de la bóveda craneal. Pero ninguno de ellos forma parte de la bóveda ni está alojado en la duramadre. El movimiento rítmico de estos huesos de la boca y el rostro proviene de su contacto con los huesos craneales. Inversamente, las condiciones de libertad o restricción en el interior de esta estructura afectan a la flexibilidad de la bóveda craneal.

La boca y el rostro son zonas de especial sensibilidad. El recién nacido comienza a explorar y a conocer el mundo principalmente a través de los sentidos del gusto y el tacto. El olfato, la vista y el oído se unen a ellos para contribuir a importantes aspectos de nuestra «sensación» del mundo en que vivimos. El dolor prolongado y la disfunción en el rostro o la boca pueden afectar seriamente a nuestra apreciación de la vida y a la búsqueda de sentido de nuestro mundo. Una lesión en la cara, por ejemplo, podría provocar una contracción del tejido conectivo y una restricción del movimiento entre los huesos. Los pasajes para los nervios y el fluido se estrechan, provocando dolor y una falta de simetría que podría continuar mucho después de la aparente sanación.

El estrés de la vida diaria también influye en el bienestar y funcionamiento de esta zona. La boca y el rostro forman una importante vía de interacción con nuestro mundo. Expresamos gran parte de nuestro ser tanto a través de la palabra como de la apariencia. Esta zona puede verse afectada por los actos inconscientes de apretar o hacer rechinar los dientes. Más sutilmente, importantes áreas podrían verse afectadas por la constricción de los músculos y del tejido conectivo, que podría afectar profundamente al bienestar personal, así como al funcionamiento de los músculos y nervios.

Los huesos y los músculos de la boca y el rostro tienen un importante impacto en los huesos de la bóveda craneal. Los maxilares, que forman el rostro y la mandíbula superior, se unen directamente a los frontales y al etmoides de la bóveda craneal y funcionan conjuntamente, aunque de modo indirecto, con el esfenoides a través del vómer y los palatinos. Cualquier desalineación de los maxilares debido a una lesión podría afectar a la alineación y el movimiento rítmico de estos huesos craneales.

Además, los maxilares se articulan con el resto de los huesos faciales, excepto con la mandíbula inferior. Y se hallan en íntimo y constante contacto con ese hueso a través de los dientes.

La mandíbula inferior es un foco común de dolor y movimiento restringido. Los músculos de la masticación tienen su origen en los huesos frontales, esfenoides y temporales. Cualquier desalineación de la mandíbula transmite repetidamente una fuerza desequilibrante a esos huesos. Apretar o rechinar reiteradamente los dientes nos señala la existencia de constricción, compresión y tensión en la mandíbula, los maxilares, el esfenoides y los huesos temporales.

Toda la estructura de la bóveda craneal, la mandíbula y el rostro está íntimamente conectada a través de suturas, fascias y el movimiento cíclico del ritmo craneosacral. Por tanto, rara vez una fuente de dolor o restricción se limita al área en la que se siente. Para conseguir un alivio más eficaz, debemos considerar toda la estructura interactiva. Por razones prácticas, primero liberaremos o equilibraremos la estructura base del rostro: los huesos esfenoides, frontales y temporales. A continuación, investigaremos los huesos más grandes que forman esa estructura: la mandíbula y los maxilares. El vómer se añade debido a su importancia como conectivo y transmisor del movimiento. Los huesos palatinos, nasales y cigomáticos a menudo se equilibrarán si los maxilares, el vómer, el esfenoides y los temporales han aligerado sus restricciones.

LOS HUESOS Y SUS MOVIMIENTOS RÍTMICOS NATURALES

Los huesos esfenoides, frontales, etmoides y temporales están en contacto con los huesos faciales y transmiten algunos componentes del ritmo craneosacral. El esfenoides transmite un movimiento hacia abajo y hacia arriba a los huesos y tejidos con los que permanece en contacto. Debido a que el frontal se une con el esfenoides a lo largo de la base craneal, comparte además este movimiento hacia abajo y hacia arriba, que puede percibirse claramente en ambos huesos. Sin embargo, también podemos sentir que el frontal se extiende hacia fuera mientras se mueve hacia abajo con la «hinchazón» de la bóveda craneal.

Enclavado justo detrás de los huesos nasales, el etmoides hace una pequeña pero importante contribución a la base de la bóveda craneal. Cada lado de esta superficie superior está unido al frontal, y se extiende hacia atrás para unirse al esfenoides. Debido a su ubicación, el etmoides comparte además el movimiento hacia arriba y hacia abajo del frontal y el esfenoides.

Durante la fase de flexión o hinchazón del ciclo, el esfenoides presiona hacia abajo en la parte superior posterior del vómer. Probablemente, la placa perpendicular del etmoides se una al movimiento al ejercer una ligera presión hacia abajo en el largo borde superior del vómer. Este, ensanchado en su base para unirse a los maxilares y coronar su sutura sagital, transmite un empuje hacia abajo, a la zona del paladar, entre los molares. El arqueado cielo de la boca se aplana

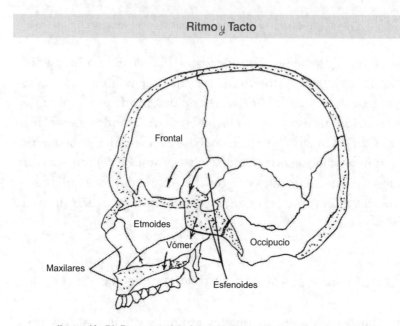

Ilustración 71. Respuesta del vómer y de los maxilares al ritmo craneosacral.
Las flechas muestran las fuerzas ejercidas en los huesos frontales, esfenoides y vómer con la producción de fluido cerebroespinal durante la flexión. Los movimientos de absorción o extensión tienen lugar en direcciones opuestas.

ligeramente con cada flexión, llevando las encías y los molares a los lados. En la extensión se levantan el vómer y el esfenoides, hacia el cielo de la boca, llevando las encías y los molares hacia el centro. Estos movimientos pueden palparse en los dientes o las encías y en el centro del paladar.

Los dos huesos palatinos tienen una forma aproximada de L. Ayudan a formar el techo interno de la boca y el interior de las fosas nasales. Las placas horizontales de los huesos palatinos continúan el cielo arqueado de la boca detrás de los maxilares. Al igual que estos, se unen en el centro del paladar. El movimiento arriba-abajo del vómer puede sentirse también en la cresta central, entre los palatinos.

La placa perpendicular se extiende hacia arriba desde cada palatino, en los lados externos de la fosa nasal. Se encuentra entre el esfenoides y el maxilar, formando un amortiguador o junta entre ellos. Este segmento perpendicular del palatino llega hasta la órbita ocular para formar parte de su base. El movimiento arriba-abajo del esfenoides es más una fricción que una presión en las compartidas uniones verticales y en las membranas a lo largo de los palatinos hasta los maxilares. Debido a la delicadeza de estos huesos, no intentaremos

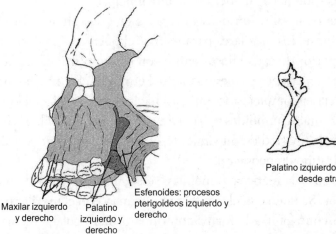

Palatino izquierdo y derecho
desde atrás

Maxilar izquierdo
y derecho

Palatino
izquierdo y
derecho

Esfenoides: procesos
pterigoideos izquierdo y
derecho

Ilustración 72a. La posición de los palatinos.

Ilustración 72b. Los palatinos desde atrás.

Los huesos palatinos forman un amortiguador entre el esfenoides y el maxilar. Cada hueso se extiende desde su placa horizontal en el paladar hacia arriba, hasta un punto profundo en la órbita ocular, donde contribuye a formar la base de la cuenca del ojo. La forma del palatino es realmente más delicada y compleja de lo que se representa aquí.

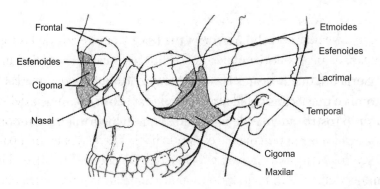

Frontal

Esfenoides

Cigoma

Nasal

Etmoides

Esfenoides

Lacrimal

Temporal

Cigoma

Maxilar

Ilustración 73. Los huesos del rostro.
Los largos y delgados huesos nasales limitan el pasaje nasal. El arco cigomático se extiende desde el cigoma hasta el hueso temporal, formando un puente sobre los músculos que llegan desde la mandíbula inferior.

coordinarlos con el ritmo craneosacral cuando liberamos los palatinos, sino solo potenciar su libertad de movimiento.

Los huesos nasales son placas delgadas que descansan sobre la parte superior de los maxilares para formar el puente de la nariz. El extremo superior de cada hueso se une con el hueso frontal, e interiormente tocan la placa perpendicular del etmoides. Su movimiento rítmico refleja el complejo movimiento hacia fuera y hacia abajo de los huesos frontales, etmoides y maxilares. De nuevo, en la liberación potenciamos la libertad de movimiento en lugar de intentar coordinarlo con el ritmo craneosacral.

Los huesos cigomáticos, o mejillas, se encuentran junto al rabillo de los ojos. Se unen con el frontal por encima y con el maxilar por debajo para contribuir a la formación de la órbita ocular. Además, también se unen a las alas mayores del esfenoides en las sienes. El cigomático pasa sobre los músculos de la masticación para unirse al hueso temporal y formar el arco cigomático. Estos huesos dan forma a las mejillas. Si están comprimidos en sus suturas, pueden arrastrar el movimiento del resto de los huesos involucrados. La liberación, incluso de una restricción menor en los huesos cigomáticos, a menudo hace que el paciente se sienta maravillosamente bien debido a la gran sensibilidad del rostro a cualquier tipo de estrés.

AUTOPALPACIÓN

Sería útil que buscaras la estructura de los huesos en un atlas de anatomía o que usaras las ilustraciones de este libro mientras exploras tu propio rostro, además de fijarte en lo que sientes mientras te tocas la boca y el rostro.

Vómer

Comienza con un dedo en el interior de la boca. La cresta situada a lo largo de la línea central del cielo de la boca corresponde a la sutura entre el maxilar izquierdo y derecho, y los huesos palatinos derecho e izquierdo. Mantén el dedo contra esta cresta entre los molares. Tal vez sientas el ritmo craneosacral, transmitido por el vómer. El movimiento es hacia abajo en la flexión, y hacia arriba en la extensión.

Huesos palatinos

El hueso maxilar a ambos lados de la sutura central proporciona una base para las encías y para el lecho desde el que salen los dientes. Encuentra el último molar a uno de los lados, y desliza el dedo hacia dentro o un poco hacia arriba. Si te han quitado el último molar (la muela del juicio), encontrarás una plataforma sobre las encías tras la última muela. Muévete desde esta plataforma hacia el centro. Esta es la ubicación de los huesos palatinos. Se hallan entre los maxilares, y extienden el paladar entre las encías, que los rodean a ambos lados.

Maxilares

Coloca el dorso de dos dedos ligeramente contra los molares superiores y relaja la mandíbula inferior. Sujeta ese brazo con el otro, de modo que puedas descansar tranquila y confortablemente unos minutos. Tal vez sientas la ampliación y el estrechamiento del paladar mientras la presión del vómer cambia la forma del cielo de la boca.

Cigomas

Todavía en el interior de la mejilla, lleva ahora uno de los dedos a la parte exterior de los dientes superiores. Siguiendo la línea de las encías hacia atrás, notarás una estructura ósea directamente sobre el dedo cuando llegues a los molares. Los maxilares sobresalen a los lados, y después dan paso al hueso cigomático. Encuentra el hueso cigomático desde el exterior con la otra mano. Siente el contorno del cigoma entre los dedos. Más atrás, a lo largo de las encías y las mejillas, puedes notar un músculo desde la mandíbula inferior hacia arriba pasando bajo el arco cigomático. Palpa el movimiento del músculo desde el interior, mientras cierras y abres la mandíbula.

Dientes

Ahora sujeta ligeramente los dientes con el pulgar y el dedo índice. Palpa lentamente alrededor de los dientes, desde atrás hacia delante, a ambos lados. Nota las sensaciones cambiantes que provoca este suave masaje.

Maxilares desde el exterior

Continúa tu exploración fuera de la boca. Con los dedos de ambas manos sobre los labios superiores, sigue la estructura de los dientes y de las encías superiores a los lados, hasta que sientas las mejillas que sobresalen. La base de esta estructura es el maxilar a ambos lados. La protuberancia, ya sea pequeña o grande, angular o recta, está formada por el cigoma.

Ahora, regresa con los dedos a los labios superiores. Sigue la subyacente estructura del maxilar hacia arriba, a ambos lados de la nariz, hasta la órbita del ojo. El maxilar forma la estructura ósea de la cuenca ocular justo hacia el puente de la nariz, casi a la mitad de la distancia bajo el ojo. Cuidadosamente, sigue esta cresta desde el rabillo interior del ojo y a lo largo de la base de la cuenca.

Cigomas desde el exterior

La base externa y lateral de la cuenca del ojo está formada por el cigoma. Continúa siguiendo la órbita del ojo. Después, palpa el cigoma cuando este forma una cresta justo debajo del rabillo exterior, y sigue la línea alrededor de ese lado de la cara. Al unirse con el hueso temporal, contribuye a formar el arco cigomático. Pálpalo, siguiéndolo hacia atrás, hacia el canal auditivo.

Lleva un dedo de cada mano a la órbita inferior de cada ojo. Palpa suavemente su borde, bajo el ojo, intentando percibir la ubicación de la sutura en la que se unen los maxilares y el cigoma. Sigue la línea de la sutura hacia abajo y hacia fuera diagonalmente, y después gira hacia atrás a ambos lados, bajo la protuberancia del hueso de la mejilla.

Para notar la extensión del cigoma, cubre los huesos angulares de las mejillas con los dedos curvados. Mueve el índice sobre el arco; coloca el corazón en el rabillo externo de la cuenca ocular, donde el cigoma se curva hacia arriba para unirse al hueso frontal, y apoya los anulares y los meñiques bajo la órbita inferior del ojo, y el pulgar bajo la curva de la mejilla. Los dedos rodearán entonces el arco cigomático. Centra tu energía y nota cualquier movimiento rítmico del cigoma.

Este será el resultado de los movimientos de los huesos frontales, maxilares, esfenoides y temporales.

Ahora, hazte consciente de nuevo del tamaño y forma de los maxilares. Palpa desde la órbita interna del ojo, directa y diagonalmente, hasta la línea de las encías. Los maxilares se encuentran bajo la carne en ese lugar, tendiendo un puente entre las encías para formar el cielo arqueado de la boca.

Huesos nasales

Lleva tres dedos al puente de la nariz, de modo que el corazón presione contra el hueso frontal y los otros dos dedos se apoyen a cada lado. Los huesos nasales están justo debajo de estos dos dedos, dando forma al puente, uniéndose al frontal y sirviendo como unión para el cartílago en la parte inferior de la nariz.

ZONAS PERSONALES

El rostro y la boca son zonas extremadamente sensibles e íntimamente personales. Tanto el dolor como el placer se sienten aquí de forma intensa. Lo que experimentamos y expresamos en la boca y el rostro parece tener una mayor conexión directa con el corazón y el alma del individuo. Como en el caso de la pelvis, el trauma físico va probablemente unido a una experiencia emocional. Es importante trabajar con una sensibilidad especial, compasión y paciencia alrededor de la cara y la boca.

PALPACIÓN INICIAL DEL PACIENTE

Normalmente, recomiendo que este trabajo se lleve a cabo como parte de una sesión de tratamiento completa. Incluso en una breve sesión de práctica, es aconsejable orientarse primer o mediante un contacto más generalizado del cuerpo. Por ejemplo, toca los pies, los hombros y la cabeza como en las estaciones de escucha. Dale tiempo al paciente para que se adapte a tu presencia y estilo personal.

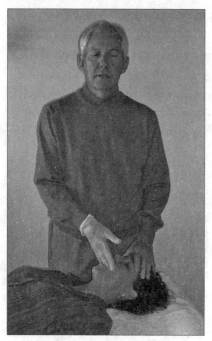

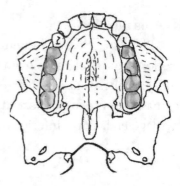

Ilustración 74a. Posición para la
evaluación de los maxilares y el vómer.

Ilustración 74b. Zona de
contacto en los molares.

La muela del juicio de los extremos podría no estar presente.

Cuando llego a este lugar en mis sesiones, ya he trabajado antes en las liberaciones del cuerpo y la cabeza. Entonces, con el permiso del paciente, le pido que se mueva sobre la mesa hasta colocarse diagonalmente, con la cabeza y los hombros más cerca del lado en el que yo me encuentro. En la mayoría de los procedimientos, uso indistintamente una u otra mano. Sin embargo, al trabajar con la boca, generalmente empleo mi mano dominante. Me pongo un guante quirúrgico en esa mano y me sitúo en paralelo a la mesa, de modo que el hombro y el brazo se hallen a la altura de la boca del paciente. Ligeramente, toco el hueso frontal con la otra mano, y llevo la mano con el guante hacia su boca.

Con una mano sobre el hueso frontal, coloca suavemente dos dedos sobre la superficie de los dientes superiores y anima al paciente a que relaje la mandíbula. Aunque el terapeuta a menudo se siente más cómodo con los dedos índice y corazón, el corazón y el anular tienen la ventaja de ser casi de la misma longitud. El toque debe ser suave.

Después de entrar en contacto con el interior de la boca, observo la postura de mi cuerpo. Mi objetivo es mantenerme erguido y relajado. Tengo el cuello, los hombros y los brazos relajados. Energéticamente, deseo mantenerme centrado y con los pies en la tierra. Rara vez tengo la necesidad de mirar en el interior de la boca del paciente mientras trabajamos. Cuanto más relajado permanezca el cuerpo, más libre y sensible estará la mano a medida que palpamos y respondemos a las sensaciones de los molares o el paladar.

Quédate quieto un par de minutos, descubriendo cómo sentirte cómodo y relajado en esta posición, y observando cualquier cosa que ocurra en el contacto de los dedos con los dientes. Después, retira la mano y habla con tu paciente sobre cómo os sentís ambos. Basándote en esta información, reajusta tu postura, coloca una mano sobre su frente y lleva suavemente un dedo al paladar de la boca. Observa la postura de tu propio cuerpo y su grado de relajación, así como las sensaciones que emanan de este contacto. En concreto, deja que tu mano, tu brazo e, incluso, tu visión se relajen. Después de un breve tiempo, aparta la mano y habla de la experiencia con tu paciente. Practica de este modo un par de veces antes de pasar a las secciones de liberación que siguen a continuación.

LOS MAXILARES

Los maxilares son una estructura clave entre los huesos del rostro y la boca debido a su tamaño, y a los muchos huesos con los que se articulan. En la práctica, a menudo encontramos irregularidades y tensiones en la cara y los movimientos de los maxilares. Como mínimo, esto es incómodo. No obstante, la constricción de las suturas y articulaciones puede provocar dolor en las mandíbulas, el rostro o los dientes sin una causa aparente. Nuestro objetivo es ayudar al cuerpo a recuperar su elasticidad natural en esta zona, restaurando el bienestar y la facilidad de movimiento.

Usamos un toque ligero. Recuerda que estamos trabajando con la capacidad natural de sanación del organismo. Si ejercemos demasiada presión, esta estimulará nuestra respuesta natural de protección.

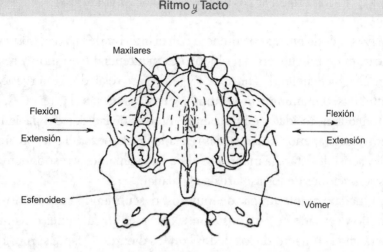

Ilustración 75. Flexión y extensión de los maxilares.
El movimiento del ritmo craneosacral se trasmite desde el esfenoides, a través del vómer, hasta la superficie superior del paladar. Flexión: presionando hacia abajo, el vómer provoca que los maxilares se extiendan hacia fuera, como palpamos en los molares. Extensión: moviéndose hacia arriba, el vómer atrae consigo al paladar, provocando que los molares se muevan hacia dentro.

El tejido se contraerá, resistiéndose al terapeuta. Cuanto más suaves y cuidadosos seamos en nuestra presencia y tacto, más sentiremos y más profundamente responderá el cuerpo a este tipo de contacto.

Cada una de las cuatro disfunciones o desplazamientos descritos aquí (flexión, extensión, torsión e impacto) nos proporcionan un modo de evaluar y relajar esta zona.

Disfunción de flexión o extensión

El enfoque básico consiste en observar las características y el rango de movimiento del ritmo craneal. Cuando palpamos el movimiento de los maxilares en los molares, vemos si se mueven más con la flexión (hacia fuera) o con la extensión (hacia dentro) de cada ciclo. Generalmente, esto es más pronunciado en un lado de la boca que en el otro.

Evaluación

Mantente cerca del paciente, con una mano en contacto con los molares superiores, como hicimos durante la palpación inicial descrita anteriormente. La otra mano se sitúa suavemente sobre la frente del paciente. Teóricamente, esta mano debería supervisar el ritmo craneosacral en las alas mayores del esfenoides. Sin embargo, esta postura es, a menudo, poco práctica e incómoda tanto para el terapeuta como para el paciente. La mano sobre el hueso frontal sirve para evaluar el movimiento. Tranquiliza al paciente y reduce la intensidad del contacto en el interior de la boca.

El ritmo en el interior de la bóveda craneal se comunica desde el esfenoides hasta la mandíbula superior, a través del vómer. Con cada flexión en el ritmo, el esfenoides presiona hacia abajo sobre el vómer, provocando que los molares se extiendan hacia fuera. En la extensión, con la absorción del fluido cerebroespinal, el esfenoides y el vómer regresan hacia arriba, y los molares hacia dentro. Con una ligera presión, puede palparse en el hueso frontal una parte del movimiento hacia abajo y hacia arriba del esfenoides.

Examina este ciclo en el esfenoides o en el frontal y en los molares. ¿El movimiento está sincronizado, los molares se mueven hacia fuera con la flexión, y hacia dentro con la extensión? ¿La flexión y la extensión son equivalentes en distancia y fortaleza? Cualquier disfunción recibe su nombre basándose en la dirección de menor resistencia: ¿hay aparentemente mayor recorrido en la dirección de flexión o de extensión? A menudo, este ligero contacto es suficiente para proporcionar relajación y equilibrio. En la práctica, evalúa el vómer y haz una pausa antes de regresar al procedimiento de liberación.

Procedimiento de liberación

Con los dedos sobre los molares, sigue los movimientos de flexión-extensión. Con la intención, más que con los dedos, enfatiza el movimiento en la dirección de menos resistencia. Nota cualquier señal de liberación. Después de varios ciclos, enfatiza el movimiento en la dirección restringida. Mantén el contacto con el hueso frontal durante este procedimiento.

Suaviza el tacto; deja que el ritmo craneosacral se reanude, y vuelve a evaluar. Si los movimientos del esfenoides y el maxilar no están sincronizados, mantén la misma posición de las manos y los dedos, y haz una ligera presión en los molares para animar la sincronización: molares hacia fuera con la flexión, hacia dentro con la extensión.

Desplazamiento de torsión

La *torsión* es un giro de los maxilares hacia un lado, con la parte delantera del hueso recorriendo la mayor distancia y aparentemente haciendo de eje en la parte de atrás del paladar. Esto podría tener su origen en una lesión. Sin embargo, cuando la condición es crónica, podría no existir el recuerdo de una lesión concreta. Además, la constricción facial como expresión del estrés vital tiene el poder de reproducir o recordar un patrón de torsión.

Evaluación

Haz contacto con la frente y los molares superiores como describí para la palpación inicial del paciente. La conciencia del cuerpo y la comodidad de ambas partes sigue siendo un aspecto importante del contacto con él. Habrás observado el ritmo craneal, expresado a través de los molares o del hueso frontal. Si el ritmo es constante, pleno y está equilibrado, seguramente no hay necesidad de buscar más disfunciones. Sin embargo, si aún notas irregularidad o falta de armonía, continúa con esta evaluación.

Con los dedos en la misma posición, visualiza y aplica un sutil movimiento a un lado en el plano horizontal, sugiriendo que la superficie de mordida superior pudiera torcerse en esa dirección. Permite

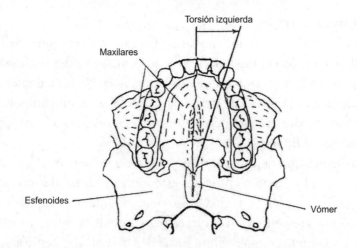

Ilustración 76. Torsión.
Los maxilares han girado hacia un lado, normalmente a causa de una lesión facial. La torsión podría ser hacia la derecha o hacia la izquierda.

232

varios segundos a los huesos para que respondan a este movimiento no fisiológico, y después relaja las manos.

A continuación, visualiza y aplica un movimiento de torsión en la otra dirección. Cualquier diferencia en la facilidad o el grado de movimiento indica una torsión izquierda o derecha de los maxilares.

Comienza el movimiento de torsión en el mismo punto del ciclo rítmico para cada dirección durante la evaluación y la liberación. Es decir, comienza cada movimiento desde el punto neutral (de reposo) después de la flexión, o en el punto neutral después de la extensión. Aplica el tacto gradualmente, con la suavidad necesaria para no estimular resistencia y contracción. El cuerpo responde con mayor diligencia a una insinuación que a la fuerza.

Procedimiento de liberación

Con una mano estabilizando el hueso frontal, visualiza un movimiento de torsión en la dirección de menos resistencia, es decir, en la dirección de mayor torsión aparente. Apoya ligeramente este movimiento con los dedos sobre los molares, y mantenlo apenas unos segundos, o hasta que sientas una liberación; entonces, relaja la mano. A continuación, muévete en la dirección de la limitación. Detente brevemente. Permite que el ritmo craneosacral se reanude durante algunos minutos antes de que lo reevalúes. Busca alguna sensación de relajación, o de mayor armonía, en lugar de un equilibrio exacto.

Desplazamiento de cizalladura

La cizalladura es un desplazamiento de la estructura completa de los maxilares hacia un lado. Es como si los dos huesos pudieran deslizarse hacia los lados, sobre la parte delantera del rostro. De nuevo, esto podría ser debido a una lesión, o ser parte de un patrón más amplio de constricción y estrés.

Evaluación

Con los dedos de una mano en los molares superiores y la otra apoyada ligeramente sobre el hueso frontal, visualiza y mueve la mano y los dedos directamente a un lado, tocando por igual la parte delantera y trasera de los dientes. Da tiempo a que se produzca una respuesta.

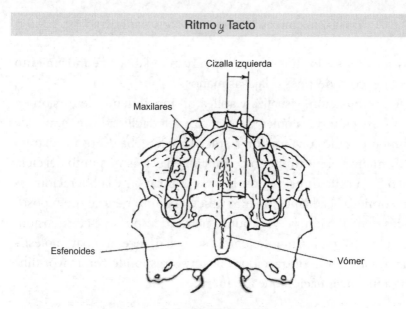

Ilustración 77. Cizalladura.
Toda la estructura de los maxilares se ha movido hacia un lado. La cizalladura puede ser hacia la izquierda o hacia la derecha.

Relájate, detente y después muévete hacia el otro lado. Si el movimiento de respuesta es mayor en una dirección que en la otra, esto indica una cizalladura transversal izquierda o derecha de los maxilares. El contacto, e incluso la intención, son muy ligeros.

Procedimiento de liberación

Con las manos colocadas como antes, visualiza la dirección de menor resistencia y muévete hacia ella. Mantén un contacto ligero, pero firme, hasta que notes una liberación. Relájate, y después muévete en la dirección de la limitación y a través de ella. El contacto es ligero en cada fase; es tanto una insinuación como un impulso. Reevalúa después de un par de ciclos del ritmo craneosacral.

Desplazamiento de impacto

A veces, los huesos maxilares parecen estar atascados contra los palatinos, el vómer y los procesos pterigoideos del esfenoides. Hay cierta limitación general en la zona, que afecta al ritmo craneosacral y puede restringir el flujo nervioso y de fluido.

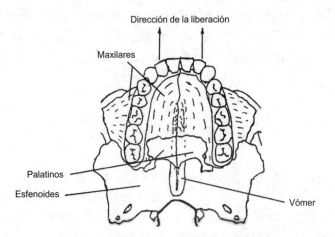

Ilustración 78. Impacto en los maxilares.
Los maxilares se interponen contra los palatinos, el vómer y el esfenoides. Siguiendo los maxilares directamente hacia la parte delantera, llevamos a cabo tanto la evaluación como la liberación.

Evaluación

Llevamos los maxilares hacia delante. Esto puede hacerse mediante fricción contra los molares superiores, con los dos dedos que usamos en las evaluaciones previas. O podríamos coger los maxilares por las encías de los dientes delanteros. Usa el pulgar en la superficie exterior y otro dedo en el interior.

Primero, visualiza el movimiento y, después, lleva con suavidad los maxilares directamente hacia delante. Deja pasar unos minutos para que la estructura ósea responda a este movimiento inusual. Si los maxilares se mueven fácilmente hacia delante, el impacto no es un problema. Si no lo hacen, el impacto podría estar presente.

Procedimiento de liberación

Si la liberación posterior parece garantizada, detente y asegúrate de que tu paciente se siente cómodo antes de continuar. Después, reanuda el contacto con el hueso frontal y los molares o maxilares. En lugar de concentrarte en la aparente limitación, fíjate en tu propia postura. Asegúrate de que tienes las manos, los brazos, los hombros y el cuello relajados. Aligera el tacto; permanece centrado y abierto. Si la estructura continúa tensa, puedes aplicar un movimiento muy ligero, aunque constante, hacia delante. Cuando los maxilares comiencen a responder, sigue hacia fuera. No obstante, mantén una intención y un contacto muy ligeros. Es la presencia y el apoyo lo que alienta la liberación. Si la constricción permanece, acéptala por el momento, y sigue adelante.

EL VÓMER

El vómer es una delgada placa ósea que forma parte del septo nasal. Frente a él, el cartílago se une para completar el septo. Su largo borde superior se une, además, a la placa perpendicular del etmoides para completar la división de las fosas nasales. El extremo posterior se une con el cuerpo del esfenoides. El rostrum, una cresta protuberante del esfenoides, encaja en una depresión cóncava en ese extremo superior del vómer. Esto proporciona seguridad para la articulación y flexibilidad de movimiento.

En la base de las fosas nasales, la cresta inferior del vómer se apoya sobre el cielo de la boca. Se une con los maxilares y los huesos palatinos en sus suturas centrales. El vómer es lo suficientemente grueso

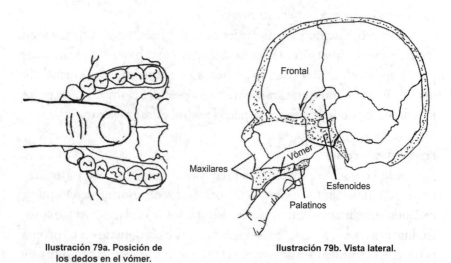

Ilustración 79a. Posición de los dedos en el vómer.

Ilustración 79b. Vista lateral.

El dedo se coloca en la cresta central del cielo de la boca, en la sutura de los maxilares, alejado de los huesos palatinos. Las flechas indican el movimiento de flexión, la fase de hinchazón del ritmo craneosacral. La extensión se produce en la dirección contraria.

para transmitir los movimientos de la bóveda craneal a esta línea central extendida del paladar, aunque es lo bastante delgado para torcerse o combarse si se aplica una fuerza extrema. Así, el vómer puede conservar el impacto de un golpe en el rostro, empujando contra el esfenoides o el cielo de la boca.

Si encontraste alguna limitación en el movimiento de los maxilares, es importante que también evalúes y liberes el vómer. Si hallaste torsión o cizalladura en los maxilares, el desplazamiento del vómer generalmente será en la misma dirección.

Palpación del paciente

Por lo general, el paciente estará tumbado boca arriba en la camilla; puedes acercar su cabeza hacia ti haciendo que se coloque diagonalmente. Apoya una mano ligeramente en su frente. En la otra mano, usa un guante quirúrgico o una funda para dedos como protección.

Coloca la almohadilla de un dedo en el medio del paladar de la boca del paciente, a lo largo de la cresta central. La posición es entre los molares, pero no tan lejos como el último molar. Es decir, el dedo deberá situarse sobre la sutura entre los maxilares, pero no tan atrás como los palatinos.

Cuando el cuerpo del esfenoides presiona hacia abajo con cada flexión del ritmo craneosacral, transmite un movimiento de balanceo a la larga placa del vómer. La sección posterior de este presiona hacia abajo en la sutura, entre los maxilares de la parte posterior de la boca. Con la extensión, el vómer y el cielo de la boca vuelven hacia arriba. Podrías sentir este movimiento en el dedo: abajo y arriba.

El contacto usado para palpar y liberar el vómer es ligero y suave, similar al que usamos para palpar el esfenoides y más suave del que a veces empleamos para liberar los maxilares. La paciencia, presencia y sensibilidad frente a los movimientos de los huesos son tan importantes como cualquier presión física.

El movimiento de la bóveda craneal se sigue con la otra mano, que está apoyada sobre el hueso frontal.

Disfunción de flexión o extensión

Al observar el movimiento del vómer, analiza si el ciclo es igual en cada lado, o si es más largo («más fácil») en la flexión o extensión. Concentra tu atención en la porción posterior de la sutura entre los maxilares para sentir un movimiento arriba-abajo.

Para liberar cualquier disfunción en el ciclo, permanece en contacto con el vómer, animándolo suavemente a adquirir un ritmo más constante. Cuando sientas que el ciclo está equilibrado, nota si se sincroniza con el esfenoides o el hueso frontal. Une estos movimientos con una ligera sugerencia de tu dedo y tu intención: juntos hacia abajo en la flexión, juntos hacia arriba en la extensión.

Desplazamiento de torsión

La *torsión* tiene lugar cuando el vómer está torcido en su unión con los maxilares.

Deja que el dedo se apoye a lo largo de la sutura central como antes, pero un poco más hacia delante. Examina ligeramente el ritmo craneosacral. En el punto neutral después de la flexión o la extensión, ejerce un ligero movimiento de torsión con el dedo en el cielo de la boca. Estarás trasmitiendo torsión a la base anterior del vómer. Suavemente, estabiliza el hueso frontal mientras haces esto, y dale al vómer tiempo suficiente para responder. Normalmente, responde con mucha facilidad. Si no notas una respuesta, suaviza el tacto y prueba de nuevo.

Relájate, permite que el tejido regrese a la normalidad y, después, ejerce una torsión similar en la otra dirección. Si la respuesta en un lado es más fluida o mayor que en el otro, esto indica un desplazamiento de torsión en dicha dirección.

A menudo, el movimiento de evaluación es suficiente para liberar la limitación. Mantente alerta a las señales de aumento de la relajación y de plenitud del ritmo. Si es necesario, lleva a cabo una liberación mayor moviéndote suavemente y deteniéndote en la dirección de menor resistencia, hasta que sientas una liberación. Entonces, muévete en la otra dirección, arrastrando con suavidad el vómer a través de la limitación.

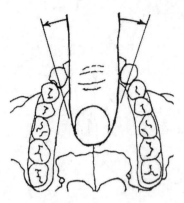 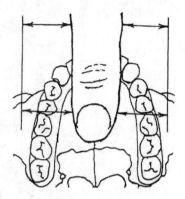

Ilustración 80a. Desplazamiento de torsión del vómer.
El dedo busca las direcciones de menor resistencia y de limitación con un movimiento de torsión en cada dirección.

Ilustración 80b. Desplazamiento de cizalladura del vómer.
El dedo busca las direcciones de menor resistencia y de limitación a través del movimiento lateral en cada dirección.

Desplazamiento de cizalladura

En la *cizalladura,* el vómer parece estar desplazado hacia un lado a lo largo de su unión con los maxilares.

Examina ligeramente el ritmo craneosacral. En el punto neutral de flexión o extensión, visualiza y ejerce un movimiento lateral con el dedo en el cielo de la boca, transmitiendo un movimiento de cizalla a la base del vómer. Estabiliza suavemente el hueso frontal mientras haces esto y das tiempo a que el vómer responda.

Permite que el tejido vuelva a la normalidad y, después, aplica un movimiento lateral similar en la dirección contraria. Si la respuesta es mayor en uno de los lados, eso significa que hay un desplazamiento de cizalladura en esa dirección.

Como en el caso de la torsión, la evaluación proporciona a menudo la liberación. Si no es así, libera este desplazamiento moviéndote y deteniéndote suavemente en la dirección de menor resistencia hasta que sientas una liberación. A continuación, muévete en la otra dirección, siguiendo con suavidad el vómer a través de la limitación.

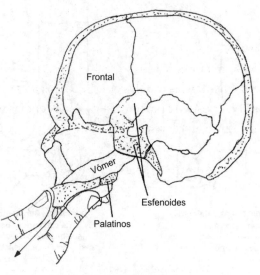

Ilustración 81. Alivio del impacto.
El dedo situado en el paladar recibe apoyo del pulgar en la parte delantera de las encías. La flecha entre los dedos muestra la dirección de la liberación, hacia delante y hacia abajo.

Desplazamiento de impacto

El vómer está comprimido contra el esfenoides y el rostrum. También podría estar aprisionado contra el paladar.

La conexión entre los maxilares, el vómer y el esfenoides parece rígida e inflexible. Se produce una carencia de resiliencia natural en los tejidos.

Agarra ligeramente los maxilares con un dedo en la línea central del paladar y el pulgar en el exterior del labio. Restaura el espacio en esta zona arrastrando los maxilares hacia delante y hacia abajo en un único movimiento. Mantén un suave contacto hasta que notes expansión y liberación. Si no encuentras respuesta, prueba de nuevo con un contacto más ligero y una energía interior más relajada.

Esta liberación podría emplearse de forma aislada con aquellos pacientes que se sienten muy incómodos con el trabajo en el interior de la boca.

LOS HUESOS PALATINOS

Los dos huesos palatinos forman la parte posterior del paladar, tras los maxilares. Están ubicados en el centro, a ambos lados de los últimos molares. Si faltan las muelas del juicio, los palatinos se encontrarán en el centro, desde la parte trasera de las encías, donde deberían estar estos últimos molares.

Cada hueso está formado por una placa perpendicular y otra horizontal. Las placas horizontales se unen para crear una pequeña superficie en la parte trasera del paladar, mientras que las perpendiculares se alzan, encajando entre los maxilares y los procesos pterigoideos del esfenoides a cada lado. Hacen una pequeña contribución a la órbita de los ojos.

Para liberar los huesos palatinos se realizará una palpación muy suave. Haz contacto, visualiza el movimiento en la dirección necesaria y síguelo. La intención es restaurar la elasticidad del hueso palatino en sus suturas con los maxilares, los procesos pterigoideos y el otro palatino.

Con un dedo, sigue el interior de las encías y los molares hasta el último molar, o hasta el espacio de las encías reservado para ese último molar. Desliza el dedo directamente hacia dentro, hasta el paladar de ese lado.

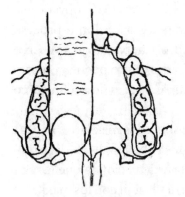 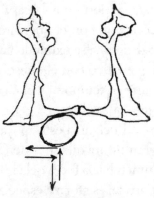

Ilustración 82a. Posición
del dedo en el palatino.

Ilustración 82b. Dirección
de la liberación.

Cada lado se libera por separado. Se usa un tacto muy suave. La ilustración de la derecha
es una vista simplificada de los huesos palatinos desde atrás. Las flechas indican las
direcciones seguidas en la liberación del palatino (ver además la ilustración 72a).

Estarás en contacto con el hueso palatino a través del tejido suave. Deja que las manos, los brazos y los hombros se relajen. En un primer momento, limítate a observar lo que se manifiesta a través de este contacto. Después, paso a paso, visualiza los movimientos ideales de liberación. Con el toque más ligero que puedas imaginar, ten la intención de que el hueso se mueva hacia arriba. Sea cual sea la respuesta, visualiza y sigue el hueso hacia el exterior.

Cuando percibas una respuesta, regresa con el hueso hacia el centro y después hacia abajo, hasta el punto de inicio. Has seguido el patrón ideal de liberación del palatino en cada una de sus suturas.

Usa el mismo procedimiento para encontrar y liberar el palatino en el otro lado de la línea central. Su estructura y sus suturas son muy delicadas, así que es mejor trabajar a través de la visualización en lugar de con esfuerzo.

LOS HUESOS CIGOMÁTICOS

Los cigomas, o huesos de las mejillas, dan una forma única a la cara de cada persona. Cada cigoma se une al hueso frontal cerca del final de la ceja y contribuye a la órbita exterior o lateral del ojo. Más allá de la órbita se conecta con el ala mayor del esfenoides. Esta unión está cubierta por la capa de músculo de las sienes. Más obvia es su conexión con el hueso temporal: una estrecha extensión o proceso del cigoma se extiende hacia atrás, hacia la oreja, para formar el arco cigomático con el hueso temporal. La relativamente pequeña sutura entre el temporal y el cigoma puede sentirse a veces como un surco que cruza el arco.

El cigoma está apoyado firmemente sobre los maxilares, en una gran sutura que se extiende hacia abajo y hacia fuera del ojo. Es el volumen hacia fuera del cigoma cerca de esta articulación lo que le proporciona su forma especial al rostro. Su articulación con los maxilares a veces puede sentirse como una pequeña protuberancia en el hueso situado bajo el ojo. La superficie de esta unión es relativamente grande teniendo en cuenta el tamaño del hueso.

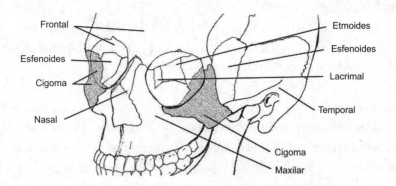

Ilustración 83. Los huesos cigomáticos, el etmoides y la órbita del ojo.
Los cigomas determinan la forma de las mejillas. Esta ilustración muestra el cigoma en
su articulación con los huesos frontales, esfenoides, maxilares y temporales alrededor
de la órbita del ojo. Nota cómo el hueso sobresale sobre el último molar. El etmoides
contribuye a formar la parte interior de la órbita ocular y las fosas nasales.

Debido a su prominencia, los cigomas son vulnerables a las lesiones. Cuando los tejidos que cruzan el rostro se contraen, los cigomas pueden jugar un papel importante, restringiendo la liberación de esta zona.

Palpación

Debido a que están conectados a los maxilares, así como a tres huesos craneales, el movimiento de los huesos cigomáticos es complejo. Durante la flexión, o hinchazón de la bóveda craneal, parecen ampliarse en respuesta a la extensión de los maxilares en los molares. Durante la flexión, los huesos cigomáticos parecen moverse, además, hacia abajo con las alas mayores del esfenoides y el hueso frontal. Estos movimientos podrían revertirse cuando la bóveda craneal se encoge durante la extensión.

En la práctica, no intento diferenciar estos componentes. Me siento a la cabecera de la camilla y apoyo los antebrazos sobre la superficie. A continuación, llevo los dedos a ambos lados de la cabeza del paciente, de modo que el índice toque el cigoma en el rabillo del ojo. Los otros dedos se apoyan sobre el arco cigomático y la mandíbula.

Evaluación

Centrado y atento, observo la calidad del tejido y el movimiento. Si siento dureza o rigidez, intento apoyar la liberación de los cigomas y de los tejidos circundantes.

Liberación

Los cigomas pueden liberarse desde el exterior o el interior de la boca. Para liberar desde el exterior, simplemente permanezco donde estoy, tocando suavemente el cigoma a ambos lados de la cabeza. Con frecuencia, esto es suficiente para proporcionar liberación y una sensación de expansión.

Cuando la constricción parece más fuerte, podemos trabajar de la siguiente forma: coloca un dedo en el interior de la boca, entre la mejilla y las encías en el último molar. Siente la protuberancia del hueso bajo el dedo. Sitúa dos o tres dedos de la otra mano sobre el cigoma, en el exterior. Mira si te sientes cómodo, si los brazos y las manos están relajados.

Con un ligero toque, empuja suavemente el cigoma hacia fuera, en diagonal. Es decir, la dirección de la liberación es tanto lateral como anterior. Permanece sutilmente presente hasta que sientas una liberación y relajación. Repite el proceso en el otro lado.

De nuevo, contacta ligeramente con los cigomas desde el exterior. Observa cualquier cambio en lo que sientes. Permanecer presente durante unos instantes puede ayudar a que los huesos encuentren un nuevo equilibrio tras las liberaciones. Si aún hay constricciones o desequilibrios en esta zona, acéptalo durante esta sesión. Varias horas después, puede tener lugar una liberación más completa, cuando todo el cuerpo integre los efectos de la sesión.

LOS DIENTES

Los dientes se tratan aquí debido a que, para su liberación, se necesita un dedo o una mano que los cubra, como en las liberaciones anteriores. Generalmente, tal protección no es necesaria para los huesos nasales.

Pasa un dedo enguantado lentamente sobre los dientes del paciente. Fíjate en cualquier concentración de energía o vacío que percibas. Elige uno o dos dientes que parezcan atraerte más.

Trabaja con un diente cada vez. Suavemente, sostenlo entre dos dedos. Establece contacto y mantente consciente. Nota cualquier cambio de energía, o cualquier apariencia de relajación. Con tu intención, muévete con los dientes, pero no los presiones en una u otra dirección. Es suficiente con permanecer presente con tu conciencia y energía. Cuando el movimiento que percibes desaparezca, la liberación estará completa. Muévete a otro diente, si te parece apropiado. Averigua cómo se ha sentido tu paciente durante esta experiencia. A veces, además de los dientes, otra parte del cuerpo experimentará también la liberación.

Los huesos nasales

Los huesos nasales se articulan entre sí y, en su sutura central, con la placa perpendicular del hueso etmoides. El cartílago nasal se extiende hacia abajo y hacia delante desde sus extremos para formar la estructura de la nariz. Los huesos nasales se unen con el frontal en sus extremos superiores, y con los maxilares a los lados. Nuestro principal objetivo es liberarlos en sus articulaciones con el frontal y el etmoides.

Sentado o de pie, a un lado de la cabeza del paciente, contacta ligeramente, con una mano, con el hueso frontal. Coloca el pulgar y el índice en el puente de la nariz, contactando con los dos huesos nasales que se encuentran bajo las puntas de los dedos. El procedimiento tradicional recomienda que lleves suavemente los huesos nasales hacia abajo y hacia fuera, lejos del frontal.

Con frecuencia es suficiente con hacer un suave contacto y permanecer allí durante unos minutos. Una vez que los huesos hayan tenido la oportunidad de reaccionar a tu presencia, busca libertad de movimiento o una sensación de fluidez.

Si no hay movimiento aparente, suaviza aún más el tacto; relaja el brazo, los dedos y tu intención. Observa cualquier respuesta. Un lado podría estar más tenso y compacto que el otro. Estos huesos, normalmente, se liberan con facilidad. La posición para el etmoides y la órbita interior también puede ayudar a relajar los huesos nasales.

El hueso etmoides y la órbita interna del ojo

A menudo, experimentamos una constricción general alrededor de los ojos y del rostro. Podría ser tan suave que seamos ajenos a ella. Sin embargo, esta constricción se mostrará alrededor de los ojos, y entre ellos, durante la liberación del hueso frontal. La siguiente posición ayuda a que el suave tejido y las articulaciones se relajen en la unión de los muchos huesos de esa zona. Esto propiciará la liberación de los huesos maxilares, nasales, etmoides, lacrimal y frontales.

Siéntate a la cabecera de la camilla. Apoya los codos sobre ella y después coloca suavemente los pulgares sobre el hueso frontal. Asegúrate de que los brazos y los hombros permanezcan cómodos y relajados. Deja que los dedos se apoyen sobre las mejillas del paciente a ambos lados de la nariz. Quédate unos instantes en esta postura para que los brazos, los hombros y las manos se relajen. Las primeras veces tal vez desees preguntarle a tu paciente cómo se siente con esta postura. Se trata de una posición externa mediante la cual podemos sentir el movimiento del frontal y los maxilares.

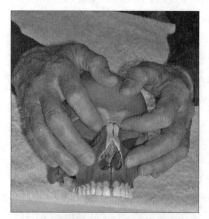

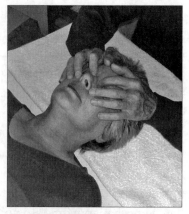

Ilustración 84a. Vista del contacto con el etmoides en el esqueleto.

Ilustración 84b. Posición de los dedos en el rostro.

En esta posición, los codos se apoyan sobre la mesa, y solo los dedos tocan la cabeza y el rostro.

Después de unos instantes, lleva los índices al rabillo interior de los ojos. Deja que los dedos toquen suavemente cerca del puente de la nariz, y entren en contacto con el rabillo del ojo y el hueso frontal. Permanece relajado y en una posición que te permita tocar ligeramente cada punto. Esta es una posición de liberación. El hecho de permanecer suavemente en ese lugar proporcionará alivio a la zona.

TRABAJANDO EN EL EXTERIOR DE LA BOCA

Podemos realizar parte del trabajo anteriormente indicado fuera de la boca, o con una mínima intrusión. Esto es importante para aquellos a quienes les cuesta tolerar el trabajo en el interior de la boca.

La liberación del impacto en los maxilares y en el vómer alivia la mayor parte de las disfunciones con una intrusión mínima en el interior de la boca. Agarra los maxilares con el pulgar y el resto de los dedos como hiciste para el impacto en el vómer. Partiendo de esta posición, sigue los procedimientos para la liberación de los maxilares (directamente hacia delante) y después del vómer (hacia delante y hacia abajo en diagonal).

Los cigomas y los maxilares pueden palparse desde el exterior, sobre el rostro, como describí en las secciones anteriores.

REEQUILIBRIO

Después de tanta atención al movimiento de los huesos de la boca y el rostro, es importante «retirarse» del espacio de trabajo. La posición para el etmoides y la órbita interior descrita anteriormente ayuda a crear una sensación de plenitud y relajación en esta zona. Generalmente, también toco el esfenoides, no para ajustarlo, sino para llevar una sensación de apoyo y plenitud. Entonces, de pie, tomo contacto de nuevo con las piernas y el resto del cuerpo. Esto ayuda a que el cuerpo equilibre su energía e integre los cambios. Los primeros movimientos del paciente después de la sesión también ayudan a que el cuerpo integre las numerosas liberaciones que han tenido lugar.

Capítulo 10

Integración y uso de la terapia craneosacral

El objetivo de la segunda parte ha sido tanto ampliar las habilidades necesarias para la práctica de la terapia craneosacral como profundizar en ellas. La propuesta de evaluación general y las técnicas especializadas para la base craneal, la boca y el rostro se suman a las técnicas que podemos emplear en una sesión.

El material presentado en el capítulo 5, «El arte del tacto», forma gran parte de lo que este libro abarca a nivel general. Espero que esta obra ayude a los profesionales a desarrollar una apreciación todavía más profunda del proceso que tiene lugar entre el terapeuta y el paciente.

Me gustaría terminar con algunos comentarios más sobre la práctica de la terapia en general y con algunos pensamientos sobre el procedimiento en una sesión.

EL PROCESO DE APRENDIZAJE

Las posiciones de las manos y las explicaciones presentadas en ambas partes conforman el marco de trabajo para el aprendizaje de la terapia craneosacral. Las características de presencia, centramiento y amplia conciencia imbuyen al trabajo de un espíritu especial. El estudio y la práctica de los procedimientos de liberación son una base para el desarrollo del terapeuta. Es importante llevar a cabo sesiones de práctica completas, como las que se han presentado en estas páginas. Con cada contacto, aprendemos más de lo que puede enseñarnos un libro. A través del tacto, las manos y la experiencia, el terapeuta desarrolla una comprensión más profunda del poder de cada paso. El conocimiento y la experiencia obtenidos ayudan a crear una base aún mayor.

Las cualidades internas de conciencia, presencia y respeto llevan al estudiante más allá de la estructura formal de la terapia craneosacral. Con este enfoque, aprendemos a darle importancia a cualquier cosa que el cuerpo manifieste. De ese modo, desarrollamos una forma especial de contacto y comunicación. El tacto se convierte en nuestra guía para la interacción con el paciente. Las cualidades del tacto y la presencia van más allá del nombre asociado a las diferentes modalidades.

A pesar de todo lo que hemos aprendido sobre la forma y el espíritu de la terapia craneosacral, siempre hay más. El estudio de la anatomía y la fisiología ilumina mi comprensión acerca de aquello que toco y lo que ocurre cuando el organismo se libera. Otras formas de terapia suave y movimiento amplían mi perspectiva sobre el cuerpo, la persona y el proceso.

MANTENTE ABIERTO PARA SEGUIR APRENDIENDO

Cuando adquirimos experiencia, desarrollamos una base de conocimiento y un conjunto de expectativas. Los buenos resultados de nuestro trabajo nos producen una sensación de confianza y capacidad, y los elogios de los pacientes alientan nuestro progreso.

Sin embargo, si estoy demasiado seguro de mis conocimientos, esto podría interferir en el progreso continuado. Si creo que sé exactamente lo que ocurrirá, me sentiré sobrecogido por mi propio conocimiento, pero aislado de la realidad práctica. El conocimiento, la experiencia, los resultados y los elogios contribuyen a la formación de una base, sobre la cual construiremos a lo largo de la vida. La apertura a nuevas posibilidades, a nuevos patrones y relaciones, me asegura que estoy realmente con un nuevo paciente. Mi conocimiento y experiencia están disponibles en el trasfondo; ofrecen una orientación valiosa, pero no todas las respuestas a cada situación. La respuesta se revela en el proceso que ocurre en ese momento con esa persona.

En cada encuentro, reconozco la importancia de avanzar desde el vacío y la apertura, en lugar de hacerlo basándome en una teoría preestablecida o una única experiencia.

Lo que busco durante una sesión

En los primeros años de mi trabajo con la terapia craneosacral, solía comenzar la sesión con la técnica del arco (descrita en el capítulo 6). Esto me permitía observar las zonas de concentración y libertad en el cuerpo del paciente. Cuando miraba de nuevo al finalizar la sesión, no veía concentración, sino fluidez en el cuerpo, equilibrio de lado a lado y tranquilidad. Finalmente, estas características se convirtieron en mis objetivos. Los síntomas, las zonas de dureza y constricción del tejido, se volvieron menos interesantes para mí que el retorno de la suavidad del músculo, la fluidez reanudada a través de las diferentes zonas del cuerpo, y la sensación de tranquilidad y de armonía interior. De ese modo, trabajo con una perspectiva más amplia, observo más allá de los síntomas, no tan perturbado por las señales de estrés y trauma. He experimentado repetidamente que nuestro organismo puede recuperar el equilibrio, la fluidez y la flexibilidad. En lugar de guiar, apoyo y animo.

Busco muchas pequeñas liberaciones en todo el cuerpo, en lugar de un gran avance en una única ubicación. Los cambios menores son más fáciles de integrar que los importantes. Una vez que el cuerpo comienza a cambiar, el proceso de integración y adaptación se prolonga mucho después de la sesión.

Antes de terminar una sesión, observo los lugares que no he tocado, o que no he liberado completamente en un primer momento. Si todavía queda alguna constricción, la acepto. Es importante dejar, momentáneamente, aquello que aún no reconozco.

Cuando nada ocurre, cuando un lugar no se mueve, suavizo el tacto y doy más espacio. Cuando me siento atascado o confuso, también aligero el tacto y doy espacio. O me muevo. A veces, el hecho de comenzar a mover la mano, o levantarme y dar un paseo, me ayuda a tener una perspectiva más amplia, a «ver» qué hacer a continuación.

LA IMPORTANCIA DE LOS PATRONES

Ninguna desalineación o constricción crónica es sencilla o está aislada. El cuerpo compensa una restricción en una zona adaptando las articulaciones y el tejido circundantes. Un nuevo patrón de movimiento y flujo se desarrolla. A medida que transcurre el tiempo, este patrón se extiende más allá. La terapia craneosacral trabaja bien con los patrones crónicos porque opera a niveles muy amplios. Al tocar los diafragmas, tenemos acceso a todo el cuerpo. Al ofrecer apoyo y espacio, animamos a este a abrir las conexiones que no vemos o sentimos.

Toca y sostén los espacios en calma o «vacíos». Tocar y apoyar puede llevar vida y flujo, renovar la integración con todo el cuerpo. Espera el movimiento, la flexibilidad, una sensación de amplitud o suavización. Una parte que se ha relajado puede contraerse mientras te mueves a una nueva ubicación. Acéptalo y espera a que un nuevo equilibrio y liberación tengan lugar mientras trabajas en un punto distante.

PALABRAS E INTENCIÓN

Las palabras, e incluso los pensamientos, son herramientas poderosas en la sesión de terapia. A veces, cuando una zona está demasiado inmóvil y aletargada como para suavizarse, el tejido puede responder con unas pocas palabras. Por ejemplo, a veces los músculos del cuello están muy tensos, lo que hace que la liberación atlanto-occipital resulte lenta y dolorosa tanto para el terapeuta como para el paciente. En ese caso puedo explicar tranquilamente lo que estoy haciendo. Hablo de un modo objetivo, descriptivo, sin emitir juicios.

Por ejemplo: «Estoy sosteniendo los dedos de este modo para ayudar a la liberación del músculo. Cuando se suavice, las vértebras tendrán más espacio entre ellas». O podría reconocer directamente el papel del cuerpo, diciendo: «Estos músculos han trabajado mucho para ayudarte. Ahora pueden descansar un poco, y ponerse firmes de nuevo en el momento en que sea necesario». O: «No hay necesidad de relajarlos más de lo que te parece seguro».

En ocasiones, este tipo de palabras puede dar lugar a la liberación. No obstante, tales palabras no pueden emplearse como si se trataran de una fórmula. El respeto por el proceso interior del paciente es necesario para sentir realmente lo que digo.

Al trabajar con los huesos de la cabeza, la boca o el rostro, a menudo resulta útil guiar con la intención. Es decir, haces contacto con las manos, te centras y observas el movimiento de las estructuras que estás sosteniendo. Para ello, necesitas mantener una clara intención del proceso de liberación antes de comenzar. Tal vez descubras que los huesos te guían a través de la liberación. Si encuentras alguna dificultad durante esta, mantén el contacto, pero centra tu energía y suaviza el tacto. Puedes visualizar de nuevo el suave movimiento de balanceo que surge tras una liberación, pero sin dejar de aceptar el modo que el cuerpo elija para llegar a ese estado.

Esta relajada aceptación, tanto si ayuda al terapeuta como si se transmite al paciente inconscientemente, a menudo resulta beneficiosa. Quizá las manos trabajen con mayor conciencia. Sin embargo, la experiencia demuestra que el tejido tenso del paciente es sensible a la intención y la apertura del terapeuta.

EL SACRO, LA PELVIS Y LA ESPALDA

Muchos de nosotros experimentamos dolor de espalda. Los síntomas pueden localizarse en cualquier parte, desde la pelvis hasta la cabeza. Cuando palpo a lo largo de la espalda, generalmente descubro que los músculos están tensos desde la parte baja hasta el cuello y el occipucio. Cada uno de nosotros tenemos un lugar donde la constricción encuentra su voz. Dónde comienza, realmente, no está tan claro. Toda la espalda está involucrada, sin importar dónde se sienta el dolor. Por tanto, trabajamos a lo largo de toda su longitud.

A veces, notamos el sacro y la pelvis muy rígidos y pesados, de modo que es doloroso permanecer en contacto directo durante cierto periodo de tiempo. Ten cuidado. Puedes trabajar alrededor de la zona. Trabaja la pelvis desde un lado, por encima y por debajo. Incluye los hombros y la cabeza.

CUIDANDO DEL TERAPEUTA

La salud y el bienestar del terapeuta son tan importantes como los del paciente. Cuando aprendí a cuidar de otros, también aprendí a cuidar de mí mismo. El terapéutico, como la vida, es un proceso de aprendizaje mutuo, de sanación mutua. Con este proceso, descubro mis capacidades, mis fortalezas y mis debilidades. Localizo con mayor claridad mi humanidad y aprendo a honrar este proceso en mí mismo mientras aprendo a ser guiado por él con mis pacientes.

Al detectar mis capacidades, descubro de lo que soy capaz. Aprendo a decir que no cuando es importante para mi bienestar, y a descansar en lugar de hacer sesiones cuando mi energía está agotada.

En el transcurso de una sesión, restablezco repetidamente la conciencia de mi propia energía, flujo y vulnerabilidades. Cuando una fuerte emoción o sensación viene a mí durante la sesión, me pregunto a mí mismo: «¿Viene del paciente, o viene de mí?». De hecho, mi sensibilidad y vulnerabilidad me preparan para ser receptivo ante el paciente. Mucho de lo que siento en una sesión puede parecerse a mis propios asuntos. No obstante, el paciente podría experimentarlo de un modo totalmente diferente. La resolución para el paciente será únicamente para él. Mi experiencia me ayuda a ser sensible, pero quiero mantenerme lo suficientemente abierto como para no imponer mis problemas o sus soluciones a mi paciente.

En mi vida privada consulto a mi cuerpo. ¿Esto está bien para mí? ¿Qué me atrae, qué me repele, qué me proporciona energía, qué me agota? Intento aprender a vivir de modo que honre lo que mi ser me dice. A medida que siento que esto da buenos resultados en mi vida, puedo confiar en que funcionará para otros, en cada uno a su manera.

Recibo sesiones de diferentes terapeutas, tanto craneosacrales como de otras formas de terapia. Mientras me nutro de este modo, también descubro con mayor plenitud qué es la terapia, cómo se siente y cómo funciona. Descubro cómo pedir ayuda, y cómo recibir ayuda y apoyo de los demás. Aprendo a reconocer la parte de mí mismo que no quiere recibir, abrirse o compartir. Extiendo el respeto y la compasión para esa parte de mí mismo, al igual que hago con los demás.

UN CAMINO SAGRADO

Tras años de experiencia, estoy convencido de que, cuando tocamos, solo percibimos una pequeña fracción de lo que ocurre. Sin embargo, el trabajo es muy efectivo a muchos niveles. Debido a que no puedo ver y explicar racionalmente todo lo que sucede, hay una sensación de misterio y magia en los resultados. He escuchado que, en la terapia craneosacral, entramos en contacto con aspectos especiales y sagrados de la persona. Desde ese punto de vista, lo craneosacral se convierte en una ciencia sagrada.

La terapia craneosacral tiene un lugar muy especial en mi vida. No obstante, creo que no es más sagrada que cualquier otra modalidad terapéutica. Es el proceso terapéutico en sí mismo lo que debería ser considerado sagrado; es la interacción, basada en el respeto mutuo, entre paciente y terapeuta lo que merece devoción y reverencia. Al final, nuestro mejor profesor es nuestra implicación en el proceso terapéutico. No nos adherimos a una determinada modalidad o escuela de pensamiento, sino al proceso de sanación. Somos privilegiados al poder participar de ello.

Protocolo de tratamiento

		Tobillos (delante y detrás)
LAS ESTACIONES DE ESCUCHA	De pie	Muslos
		Caderas
		Costillas
	Sentado	Hombros
		Cuello y occipucio
		Esfenoides
LIBERACIÓN DEL CUERPO	Base pélvica	
	Articulación lumbosacra	
	Articulaciones sacroilíacas	
	Diafragma respiratorio	
	Parte superior del tórax	
	Región hioidea	
	Articulación atlanto-occipital	
LIBERACIONES CRANEALES	Proceso mastoideo	
	Frontal	
	Parietal	
	Esfenoides	
	Temporal: tirón de orejas	
	Temporal: tres dedos	
	Mandíbula	
	Occipucio – CV-4	

Puedes copiar y usar este resumen como recordatorio para tus primeras sesiones de práctica.

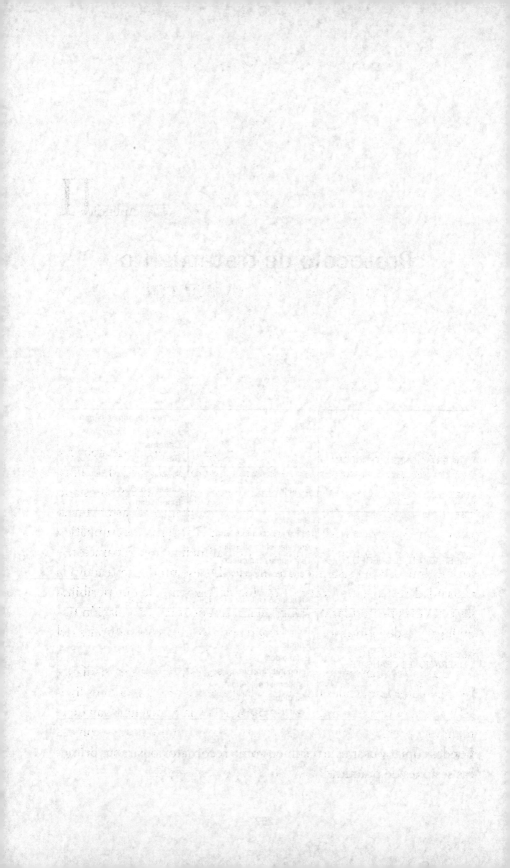

Diálogo terapéutico en la terapia craneosacral

Como terapeutas, ofrecemos un espacio seguro y de apoyo a nuestro paciente, quien, dentro de ese espacio de seguridad, es libre para sumergirse en un estado relajado y receptivo, similar al estado alfa de la meditación o la hipnosis. En ese momento, el sistema nervioso simpático puede reducir su actividad; el sistema parasimpático es libre para reanudar las funciones de alimentación, reparación y fortalecimiento del sistema inmunitario. De ese modo, se reactiva la capacidad de sanación y reorganización del paciente, lo que posibilita las fases más profundas de la liberación terapéutica. La sanación tiene lugar desde el interior, y es dirigida por los recursos naturales del cuerpo y el espíritu.

En la terapia craneosacral, asistimos a ese despertar mediante las cualidades especiales del tacto y la presencia. El contacto es ligero y apoya el proceso interior. La presencia y la conciencia van de la mano. La presencia significa estar aquí, ahora, en ese lugar y con esa persona. También significa mantenerse receptivo y consciente del ser, consciente de la propia comodidad física y emocional.

El estado de quietud y confianza abre los canales de la comunicación intuitiva. Dentro de esa calma soy más sensible a los sutiles mensajes que se transmiten de cuerpo a cuerpo, de espíritu a espíritu, de corazón a corazón.

La terapia craneosacral surgió a partir de la tradición manipulativa, en la que el terapeuta dirigía la sanación. Desde su inicio, hemos aprendido que el apoyo sutil es más poderoso que la presión o la orientación. Los músculos y los tejidos se relajan, las articulaciones recuperan su elasticidad, el espíritu se eleva. Las fases de recuperación se despliegan desde el interior. La experiencia nos ha enseñado a participar eficazmente en ese despliegue silencioso, atentos a las voces interiores, tanto del paciente como del terapeuta.

CONVERSACIÓN EN TERAPIA

La conversación es una parte natural del intercambio entre paciente y terapeuta. Las palabras pueden expresar una experiencia interior. Como compañeras de la presencia y del tacto, pueden estimular la fluidez interior y la relajación. Nuestro objetivo es descubrir cómo usar el diálogo eficazmente en este intercambio, cómo emplear las palabras de forma armoniosa y en sintonía con el desarrollo interno.

El uso efectivo de la palabra reflejará la calidad de nuestro tacto y nuestra presencia. En el diálogo terapéutico, se mantiene el contacto ligero con las manos. Permanecemos en contacto, sin presión: respetuosos con el paciente, confiando en los procesos invisibles, dando espacio, observando y apoyando.

La conversación no es continua, sino intermitente. Los momentos de silencio alimentan la conciencia; la conversación eficaz fluye de la conciencia.

INICIANDO LA COMUNICACIÓN VERBAL

Una sesión craneosacral puede ser una experiencia muy silenciosa. Mucha gente disfruta sumergiéndose en un profundo silencio y permaneciendo allí durante casi toda la sesión. Esta es una experiencia muy gratificante en la que el cuerpo, y todo su potencial, lleva a cabo milagros de relajación, de reorganización energética y de alivio del dolor.

Sin embargo, compartir la información verbalmente es importante, incluso con una persona a la que conocemos bien. Y todavía es más importante si el paciente está experimentando dolor. En ese caso, la reacción al tacto puede variar mucho en función del lugar del cuerpo que toquemos.

Inicio

Al principio de una sesión, generalmente pregunto: «¿Qué es lo que esperas de esta sesión? ¿Qué te gustaría contarme sobre tu cuerpo?».

Hacer estas preguntas puede parecer redundante si estamos con alguien a quien ya conocemos. Sin embargo, esto le da a esa persona la posibilidad de pensar en ello y de expresar lo que le ocurre en ese momento. Anima al individuo a formular una intención. El objetivo puede ser grande o pequeño. Eso no importa.

La pregunta ayuda al paciente a reconocer que es posible elegir. El terapeuta no toma la intención del paciente como un imperativo para la sesión. En lugar de eso, es una sugerencia interna sobre sus esperanzas y deseos.

Retroalimentación: compartir la experiencia

Compartir información verbalmente es muy importante para nosotros como terapeutas. Es imposible saber de forma intuitiva todo lo que el paciente siente y experimenta. Tal vez me sienta cómodo y sintonizado, pero el tacto o la cercanía podría estar provocando una sensación difícil para el paciente. Por tanto, sencillamente, pregunto: «¿Qué tal te sientes?». O bien: «¿Qué estás experimentando (sintiendo, notando)?». La pregunta es sencilla y abierta, e invita al paciente a hacer cualquier comentario.

O podría preguntar concretamente: «¿Te sientes cómodo con esta posición de la mano?».

Él también desea ser informado. A veces, es más efectivo describir en lugar de preguntar. Aquí, la elección de las palabras es importante.

Tal vez yo sienta dureza, constricción o presión, y mi intención es formular estas impresiones de modo que resulte informativo, aunque constructivo. Podría decir: «Noto cierta tensión en estos músculos». Esto señalaría que la constricción es relativa, y no absoluta.

Podría reformular la observación, usando palabras que pusieran la constricción en un contexto más amplio: «Esta zona ha estado trabajando intensamente para fortalecerte o protegerte. Ahora puedes aceptar esta oportunidad para relajarte». O bien: «Esta zona ha estado haciendo su trabajo. Ahora ya puede tomarse un pequeño descanso». O también: «Esta zona puede experimentar ahora otro nivel de contención».

A veces, el terapeuta experimenta una emoción fuerte o una imagen visual. Esto podría estar estimulado por el proceso interno del paciente. Por tanto, quizá se trate de un indicio útil de un tema no hablado. Por otra parte, tales experiencias están coloreadas por la experiencia y la personalidad del propio terapeuta. De este modo, no siempre puedo estar seguro de que mi impresión sea tan útil como la siento. En pocas palabras, puedo mencionar brevemente ese tema. No obstante, lo hago de forma tentativa. Resto intensidad a mi sentimiento, dejando que sea mi paciente quien le proporcione color e intensidad. No intento construir mi impresión, sino que acepto lo que el paciente dice en respuesta.

Descripción y pistas

«Ahora, esta zona puede relajarse, tomarse un descanso de sus esfuerzos».

«Estos músculos han estado trabajando intensamente. Ahora tienen la oportunidad de recordar cómo relajarse».

«Estos músculos han estado trabajando para ti. No son un enemigo; solo necesitan ayuda para reconocer otras posibilidades, para recordar un rango mayor de actividad».

Este modo de hablar contiene una gran variedad de sugerencias. Reconozco que los músculos han trabajado para el cuerpo. La tensión y la contención son algunas de las funciones del tejido corporal. El objetivo de la constricción es proteger o fortalecer. Pero cuando hemos trabajado bajo un reiterado estrés, los músculos y el tejido, a menudo, fracasan a la hora de volver a una situación de relajación total. Conservan cierta predisposición a tensarse, a protegerse.

Entonces, en la seguridad de la sesión, los músculos pueden recuperar un rango más amplio: son capaces tanto de estar relajados como tensos.

Advierto la posibilidad, la oportunidad, de recordar un rango más amplio. Incluso cuando me sorprendo inicialmente por la dureza o constricción, hablo de un modo que ofrece apreciación y oportunidad.

De este modo, la descripción puede ser neutral o incluir pistas. A menudo, una sencilla descripción objetiva tiene como resultado movimiento y apertura. Resultan más poderosas unas pocas palabras que muchas: «menos es más».

Palabras clave

Cuando usamos palabras clave, sencillamente repetimos una única palabra o una frase corta de algo que el paciente ha dicho.

Cuando empleamos las propias palabras del paciente, apoyamos y fortalecemos su experiencia. Este uso estimula, no interroga.

Tal vez el paciente hable de un sentimiento o un recuerdo. En ese caso, la sencilla repetición de una de sus palabras muestra el interés y la receptividad del terapeuta. Y una sola palabra, a veces, puede provocar una explicación más detallada. Simultáneamente, con frecuencia marca el comienzo de una liberación física más amplia.

El paciente dice: «Tengo una imagen de mi padre cuando yo era niño». Yo respondo: «Tu padre» o «Cuando eras niño».

El paciente dice: «Me siento más ligero (más relajado, más cómodo)». Yo podría responder: «Sí». El «*sí*» acepta, afirma la experiencia del paciente, profundiza en ella. O puedo responder sencillamente: «Más ligero». Esto lo estimularía a ofrecerme una descripción más completa de su experiencia.

SUGERENCIAS Y RECOMENDACIONES

Los comentarios comunes tienen cierto poder en situaciones sociales. Actúan tanto en la mente consciente como en la inconsciente, sobre todo si el receptor se encuentra en un estado vulnerable. Por ejemplo, una pregunta puede esconder una sugerencia. ¿Estás cansado? ¿Te sientes bien? ¿Notas dolor? ¿Te gusta esto? Las sugerencias subyacentes son: siéntete cansado, siéntete bien, nota dolor, disfruta de esto.

Es por esta razón por lo que las advertencias y prohibiciones presentan un efecto paradójico: plantan en la mente justo lo contrario a lo deseado.

Dentro de la profunda receptividad de la terapia, las palabras del terapeuta tienen un poder sugestivo incluso más poderoso. Una descripción, una señal o una pista se convierten en una sugerencia cuando la mente consciente e inconsciente la toma y trabaja con ella. Las palabras y las frases sencillas permanecen en la mente, influenciando el pensamiento y las sensaciones.

Por este motivo, deseo usar palabras que animen y reafirmen, que se basen en lo que está ahí, en lo que está ocurriendo. Ayudan al paciente a reconocer una base firme a partir de la cual puede continuar hacia delante.

Si el paciente dice: «Estoy empezando a sentir ese antiguo dolor en el hombro», y yo repito la palabra «dolor», esto reafirmaría su experiencia. Pero también serviría como recordatorio y desencadenante del propio dolor. Por tanto, cuando siento que ha tenido lugar alguna liberación, me limito a preguntar: «¿En el hombro?».

Las descripciones verbales, pistas y señales ofrecidas aquí contienen muchas sugerencias constructivas. Estas palabras y frases reconocen lo que ambos experimentamos. Animan al afirmar los esfuerzos que la mente y el cuerpo están realizando. No saturan ni descartan nada con consejos y puntos de vista personales, sino que son mínimas y reconocen la importancia de los pequeños cambios.

EL OBJETIVO DEL DIÁLOGO

Las palabras captan la atención de la mente racional. En nuestra cultura, a menudo ignoramos las evidencias que nos ofrecen nuestros sentidos cuando nos involucramos en el pensamiento y el habla.

Como terapeutas, deseamos permanecer en armonía con los procesos del cuerpo mientras dialogamos con el paciente.

Los frutos de la terapia no llegan repentinamente. El cambio es un proceso orgánico. Viene desde el interior. Como terapeutas, disfrutamos al descubrir más sobre lo que el paciente piensa y siente. Pero el principal objetivo de nuestro tacto y diálogo es apoyar el proceso interior de sanación. Este se extiende mucho más allá de lo que puedo percibir, comprender o describir. Es importante conocer y respetar que no lo sé todo acerca de lo que sucede en el interior del paciente.

El proceso terapéutico está activo en nuestro interior. A través de mi propio proceso de sanación, obtengo una visión y una confianza más profundas en las posibilidades de sanación de los demás. La conciencia de mí mismo y de mi proceso es la base para comprender el de los demás. El proceso de sanación se aprende desde el interior, al ser testigo en mi propia vida, y en relación con cada paciente, mientras participo en ese otro proceso de sanación.

Además, mientras aprendo a aplicar estas cualidades en la comunicación con mi paciente, también aprendo a hablarme de un modo más suave y efectivo para mí mismo, con ánimo y confianza.

CONCLUSIÓN

Aquí tienes un resumen de la filosofía de comunicación presentada en este libro. Estos puntos son útiles para nuestra terapia, tanto si hacemos uso de la palabra como si trabajamos en silencio:

1. Reconozco que los síntomas son el resultado de las capacidades naturales del músculo, del tejido y del espíritu. El cuerpo es un amigo que trabaja para la persona.
2. Expreso gratitud por esos esfuerzos.
3. Sugiero que, en ese momento, el tejido puede experimentar tanto la relajación como la contención.
4. Mis sugerencias son mínimas. La relajación es algo momentáneo; el tejido aún retiene la habilidad de estar tenso o de resistirse cuando es necesario.

5. Mis sugerencias enfatizan las características positivas. Son pequeños pasos dentro del poder del organismo.

6. Aprendo de mi propio viaje de sanación personal. Esto me ayuda a tener compasión, paciencia y confianza en mí y en los demás.

Glosario de términos

ANTERIOR. Dirigido hacia delante o situado en la parte delantera del cuerpo.

ARCO. Procedimiento de evaluación descrito por John Upledger. La mano del profesional parece verse atraída por partes concretas del cuerpo, por puntos focales de energía o limitación.

ARCO CIGOMÁTICO. La cresta prominente que se extiende a ambos lados de la cabeza, desde el canal auditivo hasta la parte superior de la mejilla.

ARTICULACIÓN TEMPOROMANDIBULAR. La unión entre el hueso temporal y la mandíbula inferior, justo frente al canal auditivo.

BREGMA. Punto en la parte superior del cráneo en el que las suturas coronales y sagitales se encuentran, donde ambos huesos parietales se unen con el hueso frontal.

CAUDAL. Situado o dirigido hacia el extremo o la parte inferior del cuerpo.

CEFÁLICO. De la cabeza.

CIGOMA. El hueso de la mejilla a ambos lados de la cara.

CIZALLA. Desplazamiento lateral de dos objetos a lo largo de la superficie donde se encuentran.

CONDUCTO DURAL. Extensión de la duramadre desde la bóveda craneal en la columna vertebral. La envoltura protectora de la médula espinal en el interior de la columna vertebral.

CV-4. Compresión del cuarto ventrículo. Una técnica para inducir a un punto de parada por medio de una suave presión en el occipucio.

DESENROSCAMIENTO. Parte del proceso de liberación en el que una región del cuerpo, apoyada por el terapeuta, se mueve a través de un patrón de su propia elección. A veces va acompañado de recuerdos, visiones o imágenes metafóricas relacionados con la fuente de la disfunción.

DIAFRAGMA. La partición muscular entre las cavidades abdominales y torácicas que trabajan en la respiración. Más generalmente, cualquier membrana que divide o separa. Por lo tanto, el término también se aplica a otras regiones del cuerpo donde existe una restricción estructural natural de la comunicación y el flujo, como en la base pélvica y en la apertura torácica, el lugar donde el cuello se encuentra con el torso.

DIRECCIÓN DE LA ENERGÍA. Un procedimiento de tratamiento relacionado con la extensión en V de William Sutherland. Se cree que las manos del terapeuta pueden dirigir la energía a través de la zona sintomática para propiciar la liberación.

DIRECCIONES DE MOVIMIENTO. Términos de posición y movimiento que siempre están relacionados con el cuerpo, sin referencia a la gravedad, la tierra o el cielo. Por ejemplo, abajo significa hacia abajo en la longitud del cuerpo, hacia los pies, incluso si el paciente está haciendo el pino.

DURAMADRE. La fuerte membrana conectivoa que proporciona parte del entorno protector del cerebro y de la médula espinal. Delinea la bóveda craneal y forma una envoltura que se extiende hasta el canal espinal.

EIAS. Acrónimo de espina ilíaca antero-superior, el punto delantero del hueso de la cadera a ambos lados del cuerpo.

ESTACIONES DE ESCUCHA. Ubicaciones a lo largo de las piernas y el resto del cuerpo donde se puede percibir el ritmo craneosacral al principio de una sesión de terapia.

ESTADO ALTERADO DE CONCIENCIA. Un estado mental en el que la conciencia ordinaria y los procesos de pensamiento se encuentran modificados. En un estado alterado, una persona puede ser más o menos consciente de las sensaciones físicas o de las funciones corporales. El sentido del tiempo puede cambiar enormemente. El dolor tal vez desaparezca o se intensifique. La conciencia está, generalmente, más dentro que fuera.

EXTENSIÓN. El estiramiento del esfenoides y el occipucio desde la articulación esfenobasilar, aplicado a los cambios en la cabeza y el cuerpo que están asociados con la absorción de fluido cerebroespinal y la contracción de la bóveda craneal. El término puede ser confuso porque, generalmente, describe un movimiento hacia dentro. *Ver además* flexión, y flexión y extensión.

FLEXIÓN. La inclinación hacia abajo del esfenoides y del occipucio desde la articulación esfenobasilar, aplicada a cambios en la cabeza y el cuerpo que están asociados con la hinchazón y la expansión de la bóveda craneal. El término puede ser confuso porque, generalmente, se trata de un movimiento hacia fuera. *Ver además* extensión, y flexión y extensión.

FLEXIÓN Y EXTENSIÓN. Los términos usados por William Sutherland para describir el movimiento del esfenoides en relación con el occipucio. *Ver además* extensión y flexión.

FORAMEN MAGNUM. La amplia abertura circular de la base del cráneo, en el hueso occipital, que permite que la médula espinal y sus membranas protectoras entren en la columna vertebral.

FORAMINA. Una abertura a través de los huesos, o entre ellos, que permite el paso de los vasos sanguíneos o nervios.

HIPERTONÍA, HIPERTONICIDAD. Un grado de excitación y de tensión del tejido que está por encima del nivel ordinario necesario para el funcionamiento.

HOZ CEREBRAL. Pliegue de la duramadre que separa parcialmente los dos lados del cerebro, y se une al hueso etmoides y a los frontales a lo largo de la sutura sagital.

HUESO TEMPORAL. El hueso situado a ambos lados de la parte inferior de la cabeza que proporciona la base para el canal auditivo y la unión con la mandíbula.

IMPACTACIÓN. Desplazamiento que tiene lugar cuando los huesos se atascan entre sí de modo que el movimiento se ve gravemente restringido.

INFERIOR. Situado debajo o en una dirección hacia abajo, lejos de la parte superior de la cabeza, hacia los pies.

LAMBDA. El punto de la parte trasera de la cabeza donde la sutura sagital se encuentra con la sutura lambdoidea y ambos huesos parietales se unen al occipucio, justo por encima de la protuberancia occipital en la parte trasera del cráneo.

LATERAL. Situado en el lado o dirigido hacia fuera desde el centro hacia los lados.

LIBERACIÓN. *Ver* liberación terapéutica.

LIBERACIÓN TERAPÉUTICA. Proceso en el interior del tejido corporal que alivia la constricción y reanuda el flujo y el intercambio con los tejidos y órganos cercanos.

MEDIO. Situado o dirigido hacia el centro.

MEDITACIÓN VIPASSANA. Una forma de meditación en la que el objetivo es una tranquila aceptación de todas las experiencias externas. Generalmente se practica sentándose tranquilamente y «observando» la respiración, alternándolo con un paseo con la misma tranquila conciencia interior.

OCCIPUCIO. El hueso occipital que forma la parte trasera de la cabeza. Se une con la columna vertebral.

PALPAR. Sentir o percibir con las manos.

PERIOSTIO. La membrana que cubre los huesos, un tipo de tejido conectivo.

PIAMADRE. Término latino que significa «madre suave». Es la fina membrana protectora que cubre cada una de las superficies del cerebro y de la médula espinal.

PLEXO SOLAR. La boca del estómago. En este libro, *plexo solar* se usa en este amplio sentido informal.

POSTERIOR. Situado detrás o dirigido hacia atrás, hacia la parte trasera del cuerpo.

PROCESO MASTOIDEO. Una proyección redondeada en el hueso temporal detrás de la oreja.

PROTOCOLO. Los pasos que componen una sesión completa de terapia craneosacral en el nivel introductorio, también llamado *protocolo completo*, *protocolo de tratamiento* o *protocolo de diez pasos*. El protocolo completo incluye las estaciones de escucha y las liberaciones del cuerpo y el cráneo.

PROTOCOLO COMPLETO. *Ver* protocolo.

PROTOCOLO DE DIEZ PASOS. Término usado con frecuencia para referirse a los pasos de una sesión completa de terapia craneosacral. El término se originó, probablemente, en un momento en el que solo se realizaban diez pasos. *Ver además* protocolo.

PROTOCOLO DE TRATAMIENTO. *Ver* protocolo.

PULSO TERAPÉUTICO. Pulsación bajo la mano o los dedos del terapeuta que puede sentirse como el pulso cardíaco, pero que, a diferencia de este, se eleva, llega a un pico y se disipa.

PUNTO DE PARADA. El aparente cese temporal del ritmo craneosacral durante la terapia. El uso de este término se ha extendido a cualquier periodo de profunda tranquilidad y relajación durante la sesión terapéutica.

QUISTE DE ENERGÍA. Un término concebido dentro del campo médico para describir el estancamiento de fluido y movimiento energético en el interior de un área limitada del cuerpo. Generalmente, va asociado a una limitación crónica y dolor.

SAGITAL. Usado para describir un plano que divide el cuerpo en parte derecha e izquierda. *Ver además* semisagital.

SEMISAGITAL. Empleado para describir una vista frontal de un plano trasero, exactamente en la línea central de la parte del cuerpo. *Ver además* sagital.

SIEN. Zona plana situada a ambos lados del rostro, justo detrás del rabillo del ojo y por encima del arco cigomático.

SINCONDROSIS ESFENOBASILAR. La unión entre el esfenoides y el occipucio, conectada por una almohadilla de cartílago ligeramente flexible.

SUPERIOR. Situado por encima o dirigido hacia arriba, lejos de los pies, hacia la parte superior de la cabeza.

SUTURA ESCAMOSA. La unión a ambos lados de la cabeza entre el hueso temporal, que aloja la oreja, y el hueso parietal, situado sobre el temporal y detrás de él.

SUTURA LAMBDOIDEA. La sutura craneal donde los bordes posteriores de los huesos parietales se unen con el borde superior del occipucio en la parte trasera del cráneo. Esta articulación se extiende hacia abajo y hacia los lados en diagonal, formando la letra griega lambda: Λ.

SUTURA SAGITAL. La unión entre los huesos parietales en la parte superior de la cabeza, que se extiende desde el bregma, en la sutura coronal, hasta el lambda, en la sutura lambdoidea.

TENTORIUM DEL CEREBELO. Un pliegue estabilizador de la duramadre que se extiende a través de la bóveda craneal sobre el cerebelo. Se une a cada lado con la porción petrosa del hueso temporal y cruza el extremo inferior de la hoz cerebral.

TORSIÓN. Un giro desde una posición normal.

ZONA NEUTRAL. Periodo del ciclo regular del ritmo craneosacral durante el cual el esfenoides parece estar en reposo, totalmente en flexión o extensión.

Índice temático

Sobre el autor

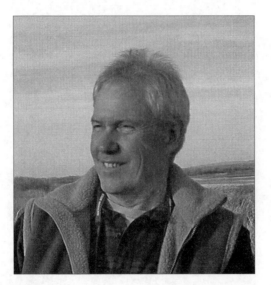

Anthony P. Arnold pone en su trabajo sus casi cuarenta años de experiencia e investigación en el campo de la terapia. Tras finalizar sus estudios de doctorado en la Universidad de Chicago, ejerció durante muchos años como psicólogo clínico. A medida que su trabajo se fue desarrollando, comenzó a investigar sobre el uso del inconsciente en la hipnosis y la vida ordinaria. Finalmente, sus intereses se centraron en la interacción de la mente, el cuerpo y el espíritu a través del estudio del shiatsu, la terapia craneosacral y el masaje.

Vive y trabaja en Santa Fe, Nuevo México. Para más información, visita su página web: www.rhythmandtouch.com

Índice